中央财经大学专业提升暨专业综合改革项目资助出版

医疗改革的新逻辑

王文娟　蔡媛青　著

中国财经出版传媒集团

经济科学出版社
Economic Science Press

图书在版编目（CIP）数据

医疗改革的新逻辑/王文娟，蔡媛青著. —北京：
经济科学出版社，2019.2
ISBN 978 - 7 - 5218 - 0221 - 4

Ⅰ.①医… Ⅱ.①王…②蔡… Ⅲ.①医疗保健制度 -
体制改革 - 研究 - 中国 Ⅳ.①R197.1

中国版本图书馆 CIP 数据核字（2019）第 023842 号

责任编辑：王 洁
责任校对：蒋子明
责任印制：王世伟

医疗改革的新逻辑

王文娟 蔡媛青 著

经济科学出版社出版、发行 新华书店经销
社址：北京市海淀区阜成路甲 28 号 邮编：100142
总编部电话：010 - 88191217 发行部电话：010 - 88191522
网址：www. esp. com. cn
电子邮件：esp@ esp. com. cn
天猫网店：经济科学出版社旗舰店
网址：http：//jjkxcbs. tmall. com
北京季蜂印刷有限公司印装
710×1000 16 开 8.75 印张 170000 字
2019 年 2 月第 1 版 2019 年 2 月第 1 次印刷
ISBN 978 - 7 - 5218 - 0221 - 4 定价：36.00 元
（图书出现印装问题，本社负责调换。电话：010 - 88191510）
（版权所有 侵权必究 打击盗版 举报热线：010 - 88191661
QQ：2242791300 营销中心电话：010 - 88191537
电子邮箱：dbts@ esp. com. cn）

前　言

党的十九大报告指出，中国特色社会主义进入新时代，我国社会主要矛盾已经转化为人民日益增长的美好生活需要和不平衡不充分的发展之间的矛盾。站在新的历史起点上，我国的医疗改革已经不再仅仅迫于"看病难""看病贵"两大问题，更需要看清自身所处的方位和发展的方向。新时代、新矛盾、新方位，呼唤新逻辑。本书以习近平新时代中国特色社会主义思想为指导，以党的十九大和2017年中央经济工作会议明确的发展思路为主线，从主要矛盾的主要方面——供给侧切入，深入分析当前医疗改革的现状及问题，透析当前医疗改革举措能否适应高质量发展的要求、能否应对社会主要矛盾的转化，并在此基础上提炼医疗改革的新逻辑。

本书认为，医疗改革正视新矛盾，首先要认清"看病贵"问题。因技术进步、医疗服务质量提升、条件改善等因素产生的供给多元化伴随的整体价格上涨，属于合理上涨的范围；而因人为因素制造稀缺、诱导需求等因素造成的价格上涨，才是真正的"看病贵"问题。医疗费用上涨有合理的成分，也有不合理成分，关键是医疗费用花得值不值。

具体来说，一是政府以提供或促进更高水平的医疗服务为目的，正视技术进步、收入增长所带来的供给多元化（包括种类、数量及质量等层面）及其伴随的医疗费用的上涨趋势，并将其作为基准线提升的重要依据。二是创新医疗卫生服务供给模式，建立不同层级、不同类别医疗卫生机构间目标明确、权责清晰的分工协作机制，不断完善服务网络、运行机制和激励机制。

全书共分三部分。

第一部分为导论，主要阐释医疗改革的新逻辑。第一章以新思想、新理念为指导，从经济学的视角对医疗改革的现实进行反思；第二章系统分析医疗服务市场的一般性与特殊性；第三章基于供给侧改革与高质量发展的视角看医疗改革。

第二部分主要介绍医疗改革的实践及其逻辑。第四章通过比较美国、英国、德国、日本、俄罗斯、加拿大、澳大利亚等世界发达国家的医疗体制改革的逻辑，分析不同国家医疗改革的焦点问题、基本措施以及效果评价，深入探讨其对中国医疗改革的有益启示；第五章从采用怎样的供给模式、筹资模式、监管模式，以及这些模式之间如何配合来思索中国医疗体制改革的新逻辑；第六章分析我国医疗改革的沿革和逻辑，将医疗体制改革划分为四个阶段——计划经济时期医疗体制、市场化医改初期、市场化医改中后期、十八大以来的医改，并逐一分析每一阶段的社会经济背景、改革进程及阶段特点。

第三部分提出政策建议。理性思考中国医疗改革，从供给侧结构性改革与高质量发展的视角提出建议：优化医疗服务供给结构，创新医疗市场准入机制，理顺医疗市场价格机制，优化医疗筹资支付模式；增强医疗服务供给活力，提升医疗服务供给绩效，推动医疗服务供给增加，实现医疗服务协同发展。

本书可作为公共政策制定者、研究人员和学生的参考书目，还可作为卫生事业管理等领域的研究人员和学生的补充读物。

目　　录

第一部分　导论 ……………………………………………………………… 1

第一章　起点：对现实的反思 ……………………………………………… 3

　　第一节　医疗改革的理念 ………………………………………………… 3

　　第二节　医疗改革主体间的关系 ………………………………………… 6

　　第三节　医疗改革的焦点 ………………………………………………… 8

第二章　基础：医疗服务市场的一般性与特殊性 ………………………… 11

　　第一节　医疗服务市场的一般性 ………………………………………… 11

　　第二节　医疗服务市场的特殊性 ………………………………………… 16

　　第三节　对医疗服务市场一般性与特殊性的再认识 …………………… 19

第三章　视角：供给侧结构性改革与高质量发展 ………………………… 21

　　第一节　供给侧结构性改革与高质量发展的视角 ……………………… 21

　　第二节　基于供给侧结构性改革与高质量发展视角看医改 …………… 23

第二部分　医疗改革的实践及其逻辑 ……………………………………… 31

第四章　发达国家的医改及其逻辑 ………………………………………… 33

　　第一节　美国医改及其逻辑 ……………………………………………… 33

　　第二节　英国医改及其逻辑 ……………………………………………… 41

　　第三节　德国医改及其逻辑 ……………………………………………… 47

　　第四节　日本医改及其逻辑 ·· 54

　　第五节　俄罗斯医改及其逻辑 ······································ 60

　　第六节　加拿大医改及其逻辑 ······································ 65

　　第七节　澳大利亚医改及其逻辑 ·································· 69

第五章　国际经验及其启示 ·· 76

　　第一节　医疗服务供给模式 ·· 78

　　第二节　医疗服务筹资模式 ·· 80

　　第三节　医疗服务监管模式 ·· 83

第六章　我国医改沿革及其逻辑 ·································· 86

　　第一节　我国医改沿革 ·· 86

　　第二节　我国医改的逻辑路线 ···································· 97

　　第三节　未来医改的逻辑走向 ···································· 102

第三部分　政策建议 ·· 107

第七章　优化医疗服务供给结构 ································ 109

　　第一节　创新医疗市场准入机制 ································ 109

　　第二节　理顺医疗市场价格机制 ································ 110

　　第三节　优化医疗筹资支付模式 ································ 113

第八章　增强医疗服务供给活力 ································ 115

　　第一节　提升医疗服务供给绩效 ································ 115

　　第二节　推动医疗服务供给增加 ································ 116

　　第三节　实现医疗服务协同发展 ································ 117

参考文献 ··· 119

后记 ·· 132

第一部分　导　　论

第一章 起点：对现实的反思

亚里士多德说："凡是属于最多数人的公共事物，常常是最少受人照顾的事物。"

在医疗服务市场中，医疗体制改革的重要组成部分就是释放利益的力量和思想的力量。亚当·斯密强调关于利益在激励人类行为中的作用，这种简化的经济逻辑在人类思想永不改变的情况下有较好的解释力①。但现实中，人们的思想时刻处于变动之中，大卫·休谟曾说，利益是思想的奴隶。医疗体制改革受思想和利益的双重影响。追逐利益是医疗体制改革的重要推动力，但如何改革却很大程度上由思想左右，如果不能正确处理医疗改革中利益与思想的冲撞，改革往往会因此受阻。

第一节 医疗改革的理念

随着医疗技术的进步、老龄化社会的到来等，医疗卫生费用上涨对各国政府的财政压力逐年提升。世界各国纷纷探索医药卫生领域的资源配置方法：传统上依赖市场的国家加大了计划的力量；传统上依赖计划的国家更多地引入竞争。然而，从社会整体效率来看，这些改革只不过是把某部门的医疗费转嫁到其他部门，效率并没有改善。② 因此，政府作为医疗体制改革的重要力量之一，其改革目标与举措需要符合整个社会的运行规律。从医疗服务的发展历程来看，经历着由"模糊医疗""经验医疗"向"精准医疗"的发展。本书所讨论的医疗改革，是"经验医疗"阶段的改革。但随着医疗可穿戴设备、5G网络、移动医疗等的出现，以及机器学习、大数据监管等的发展，在共享经济时代和零边际成本社会

---

① 罗纳德·哈里·科斯、王宁：《变革中国：市场经济的中国之路》，中信出版社2013年版。
② 俞炳匡：《医疗改革的经济学》，中信出版社2008年版。

中，需要看到"精准医疗"阶段医改所面临条件的改变①。

目前，国内外学者对医疗体制改革的研究主要集中于七个方面。

第一，运用计量经济学方法，对医疗费用上涨的成因进行分析，探究控制医疗成本的方法及措施②③④。多数学者认为医疗技术的进步是导致医疗费用上涨的直接原因；而人口老龄化、医疗保险制度的普及、国民收入的增加、医生诱导需求等对医疗费用上涨的作用尚存在争议。然而，这些研究形成了对单一行业利润最大化的依赖，并未站在社会整体财富的视角思考这一问题。

第二，对医疗卫生费用与质量关系、医疗卫生效率与公平关系的研究，探究优化医药卫生领域资源配置的方法⑤⑥。相关研究分别从健康价值与公平、收入与公平、医疗投入与公平等角度阐释了医疗卫生效率与公平间的关系，但并未突破就医论医的范畴，资源配置的方法处于较低的博弈层次。

第三，引入其他领域的理论与工具探索医疗体制改革，力图从多个视角拓宽改革的思路⑦⑧。当前学者已将卫生经济学与福利经济学、信息技术、计量经济学工具、各种财政金融工具、行为经济学等结合在一起，通过这些研究，突破了就医论医的范畴，打破了传统的思维方式，引发了学者们对利润最大化假设的质疑，对医生数量与医疗卫生产品或服务价格、对处方习惯与收入水平等进行重新思考。然而，这些研究大都聚焦于中观微观领域，对宏观问题特别是医疗卫生系统特性的研究相对缺乏。

第四，对医疗保障制度改革进行研究，探究供给方、需求方和支付方之间的关系及处理策略⑨⑩。医疗保障的覆盖范围（包括人群和项目等）、支付方式及补

---

① 克莱顿·克里斯坦森、杰罗姆·格罗斯曼、黄捷升：《创新者的处方》，中国人民大学出版社 2015年版。

② 俞炳匡：《医疗改革的经济学》，中信出版社 2008 年版。

③ 庄宁、李伟：《医院医疗服务效率测量方法应用评价》，载于《中国卫生资源》2001 年第 3 期，第 124～127 页。

④ 张羽、张晓芬：《我国医疗费用不合理上升的原因探析——基于信息不对称视角》，载于《科技与企业》2014 年第 1 期，第 15～18 页。

⑤ 刘民权、顾昕、王曲：《健康的价值与健康不平等》，中国人民大学出版社 2010 年版。

⑥ 齐亚强：《收入不平等与健康》，知识产权出版社 2012 年版。

⑦ 彼得·戴蒙德、汉努·瓦蒂艾宁：《行为经济学及其应用》，中国人民大学出版社 2011 年版。

⑧ 雅诺什·科尔奈、翁笙：《转轨中的福利、选择与一致性：东欧国家卫生部门改革》，中信出版社 2003 年版。

⑨ Saksena, P., Antunes, A. F., Xu, K., Musango, L. and Carrin, G., 2011: Mutual Health Insurance in Rwanda: Evidence on Access to Care and Financial Risk Protection. Health Policy, Vol. 99, No. 3.

⑩ 顾昕：《走向全民医保——中国新医改的战略与战术》，中国劳动社会保障出版社 2008 年版。

偿机制是研究的重点；公众对高覆盖度的需求与政府财力的矛盾，不同支付方式导致的医疗服务成本与医疗服务质量的矛盾，是该领域的主要矛盾。在我国还存在不同医疗保障制度间的公平性问题。然而，这些研究并未挖掘不平等关系的基础及其发生交换的机理，所提出的解决措施多是将某部门的矛盾转移到其他部门，而抓不住问题的根本。

第五，对医院管理制度改革的研究①②。公立医院的法人化是近期研究的重点；相关学者对医院产权与服务效率和公平性的研究显示，公立医院并不必然具有低效率，而私立医院也并不必然导致不公平；非营利医院在实践中的高效率与相对公平引起了学者的广泛关注。在我国，公立医院回归公益性已成为政府和学者的广泛共识。然而，由于对回归公益性的基础把握不足，对医院和医生在整个医疗体制改革中的地位认识不清，这些研究并未找到回归公益性的有效路径。

第六，对具体医疗卫生产品或服务项目的研究③④。这些研究为本项目的研究提供了研究素材，但结论停留在就医论医的范畴。

第七，对中国现阶段特有问题的研究，包括国家基本药物制度的执行情况⑤⑥，基本公共卫生服务的均等化问题⑦，基层医疗卫生服务体系的建设情况⑧等。

综上，医药卫生事业已经超出了医药卫生系统内部调整的范畴，基于就医论医的范畴难以实现新医改的目标。当前层次的博弈是不经济的，原因就在于新医改的各项措施处于更高层次的博弈之下。因此，新医改需要各利益主体（或子系统）的协同参与。虽然当前已有超出这一范畴的探索，但这些探索大都集中于中观微观的领域，并未从社会整体财富的视角进行探讨，缺乏协同的思想与方法。

---

①　亚历山大·S. 普力克：《卫生服务提供体系创新——公立医院法人化》，中国人民大学出版社2011年版。

②　曹永福、陈晓阳：《公立医院回归公益性的体制难题及政策建议》，载于《山东大学学报（哲学社会科学版）》2011年第1期，第152~156页。

③　约翰·沃利、约翰·怀特、约翰·赫布利：《发展中国家改善公共卫生指南》，北京大学出版社2009年版。

④　格劳班、张国萍：《精益医院：世界最佳医院管理实践》，机械工业出版社2014年版。

⑤　蒋虹丽、陈鸣声：《国家基本药物制度实施的阶段性效果和问题分析》，载于《中国卫生信息管理杂志》2012年第1期，第40~43页。

⑥　蒋岩、刘国祥：《基本药物制度对县级医疗机构经济运营的影响研究》，载于《中国卫生经济》2013年第8期，第60~62页。

⑦　朱金鹤、李放、崔登峰：《实现基本公共卫生服务均等化的国内外实践经验借鉴》，载于《中国卫生事业管理》2013年第2期，第84~86页。

⑧　贺小林、梁鸿：《巩固基层医疗卫生服务体系建设成果：基于公共政策理论的逻辑思考》，载于《中国卫生资源》2012年第6期，第505~507页。

在改革实践中，政府部门及相关学者逐渐认识到："医改"已经不再是医药卫生系统内的单一问题，而是一个复杂的社会改良问题，需要各利益主体（子系统）的协同参与。当前国内外对医改模式的研究较多，但对医疗协同改革的研究相对较少；已有对医疗协同改革的探索大都停留在协同的可行性探讨或就协同谈协同的层次，没有深入挖掘医疗协同改革的基础和可行的方案。本书从主要矛盾的主要方面——供给侧切入，深入分析当前医疗改革的现状及问题，透析当前医疗改革举措能否适应高质量发展的要求、能否应对社会主要矛盾的转化，并在此基础上提炼医疗改革的新逻辑，具有重要的理论意义和现实意义。

（1）理论意义。第一，从供给侧结构性改革的角度切入，拓宽了医疗改革领域的研究视野，为我国医疗体制改革提供基于系统收益的经济学阐释；第二，透析当前医疗改革举措能否适应高质量发展的要求，研究如何实现资源配置的最优效率，为研究医疗体制改革提供经济学的基础；第三，本研究将为深化我国医疗体制改革提供具体可行的改革建议。

（2）现实意义。第一，从医疗改革措施能否适应高质量发展的要求来阐述我国医疗体制改革的根本目标，是站在更高的博弈层次，有利于改善当前不同主体（子系统）未有效发挥作用的弊端；第二，从长远来说，供给侧结构性改革不仅能够为医疗卫生系统提供吸引社会资本的环境，而且能够促进我国医疗卫生资源的合理配置。

第二节　医疗改革主体间的关系

医疗服务市场的主体包括供给方、需求方和支付方。面临人民日益增长的多元化需求与不平衡不充分的投入之间的矛盾，医疗体制改革中需要考虑不同主体（供给方、需求方、支付方）之间如何实现利益平衡。供给方、需求方、支付方三方利益兼顾，是医改的基本宗旨。在医疗供给方、需求方与支付方产生后，医疗改革需要理顺、协调和规范三方之间的关系[①]。供给方即拥有质量信息的医疗机构，包括医疗服务和药品供应机构，可以是公立医院、非营利机构和私营机构。医疗服务市场作为特殊的卖方市场，患者作为需方向供方求医，不同于一般的市场供需关系。医疗机构和医务人员作为供方，提供的医疗服务商品具有一定

---

① 王文娟：《医改新出路：重新定义医疗服务市场》，北京大学出版社 2017 年版。

的垄断、决定权,从而形成了供需之间的决定与服从的关系。尽管患者作为需方可以选择医疗机构和医生,而供需关系一旦形成,供需双方对需要的选择权就有一定程度的不平等性。

需求方即患者,需求方拥有健康信息。供给方提供的医疗服务与需求方形成了供需之间的关系,可能会对需求方产生诱导需求的现象。需求方处于中间位置,通过对需求方的利益实现,可以促使关系中利益由优势一方向弱势一方转移,从而实现医疗服务市场的利益协同。由于医疗服务市场存在信息不对称,为防止供给诱导需求和患者在治疗时遇到的支付危机,提供成本信息的医疗支付方应运而生。

支付方包括非营利机构和营利机构中支付医疗服务费和收取保费的主体。支付方在整个关系中处于弱势地位,需要加强支付方在整个管制与市场措施中的参与程度。支付方与供给方之间可能存在多余服务,而支付方与需求方可能会产生逆向选择的问题。供给方、需求方、支付方三方关系如图1-1所示。

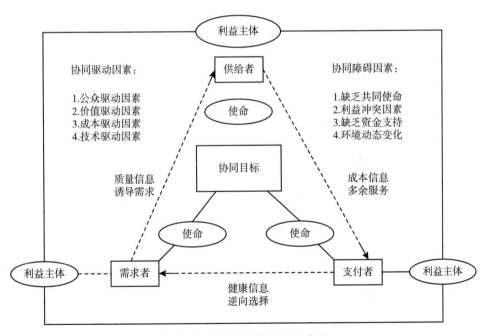

图1-1 医疗服务市场三方关系

三方主体均基于各自的利益驱动来进行策略选择。需求方的利益机制是以最低的费用、甚至不需缴费即可获得最好的医疗服务。支付方中的非营利支付方追求收支平衡，例如，医疗保险基金无追求投资回报的偏好，需要在年内做到收支平衡即不会破产。而营利支付方要追求利润，无论怎样支付方都需要制约患者行为和医疗服务行为。供给方的利益机制是以最低成本的医疗服务换取最好的补偿，包括通过有效管理降低成本，也包括通过减少服务和低质量服务来降低成本。供给方的策略在不同的制度安排下会有不同表现：如果支付方过度宽容，他们则不需要考虑医疗成本，医生的偏好的策略是通过最大化地满足患者需要来实现自己利益的最大化；如果需要供给方考虑医疗服务成本，医方的偏好和策略即是以牺牲需求方（患者）利益来降低服务成本，以保全供给方（医院和医生）的利益。

第三节　医疗改革的焦点

自 2009 年"新医改"实施以来，我国医药卫生事业取得了一系列进展：卫生资源的总量有较大提升；医保覆盖范围达到 95% 以上；基本药物制度初具规模；社会资本进入医药卫生领域的相对量不断增加；公立医院改革试点逐步推进等。但是，这些进展呈现出一种不平衡的格局。

1. 供需规模不平衡

供需规模不平衡主要体现为：随着医疗费用快速上涨、医疗需求不断膨胀，医疗卫生服务供给总量仍然处于相对稀缺的水平。资源总量不足、资源配置在城乡、地区间差异比较明显，资源配置体系"倒三角"现象日益严重。例如，三甲医院单体服务能力明显强于整体服务能力，制约了中国卫生服务水平和效率。公共卫生在一些地方特别是中西部地区投入不足，基层公共卫生服务网络不健全。

2. 供需结构不协调

所谓供需结构不协调，是指现有的医疗卫生服务供给结构，难以满足社会公众多层次和多样化的医疗卫生服务需求，尤其是针对高收入者的高端服务、针对贫困人群的底线服务以及针对特定对象的特殊服务。例如，从我国综合医院和专科医院数量来看：1980 年分别为 7859 个和 694 个，2016 年分别为 18020 个和 6642 个；其中综合医院数增长了 1.3 倍左右，而专科医院则增长了 8.6 倍左右。这说明我国较为优质的医疗卫生服务资源远不能满足社会公众的旺盛需求，原因在于医疗卫生服务市场准入门槛过高，对国外资本和民营资本开放不足，导致供给潜力无法得到充分释放。供需存在较大差距，结构失衡却没有带来供给的迅速增长。例如，民营医院与公立医院提供的服务种类和水平存在较大差距等。近年来民营医院数量激增，在 2016 年达到 16432 家，而公立医院的数量为 12708 家。因此，尽管政府陆续出台相关政策，鼓励社会资本办医、促进健康服务业发展，但是医疗卫生领域的非公有资本参与程度仍然有待提高。

3. 市场价格机制引导作用有限

市场价格机制引导作用有限，意味着价格无法准确反映资源要素的相对稀缺程度，进一步影响供需均衡水平和资源有效配置的实现。在资源配置上，卫生和医疗资源向"上"集中，向"中心"集中；医疗保障利益向职工特别是正规就业人群集中；药品相关利益向流通使用环节当事人集中等。在我国医疗卫生领域，无论是对于居民而言过高的医疗费用负担，还是对于医生而言过低的收入水平，都是我国医疗卫生服务市场价格机制发生扭曲的具体表现。医疗服务需求方虽然承担高价格，而医生作为重要供给方却没有获得相应的收入水平，这说明我国医疗市场的价格机制受到限制，难以充分发挥其生产激励效应和资源配置作用。医疗服务体系碎片化矛盾问题日益突出。例如，补贴水平高的地区或个人更容易获得服务，且享有更高财政补贴。国有医疗机构经营权、使用权和剩余索取权等权力行使不清晰，功能定位不明确，费用筹措存在严重问题，医院具有创收的压力和冲动，公益性作用下降。同时，非公有医疗机构发展严重滞后，影响了整个医疗体制改革的进程。

新医改措施纷纷出台，例如 2016 年《国务院深化医药卫生体制改革领导小组关于进一步推广深化医药卫生体制改革经验的若干意见》指出要按照腾空间、调结构、保衔接的基本路径逐步理顺医疗服务价格；2018 年《政府工作报告》中指出协调推进医疗价格、人事薪酬、药品流通、医保支付改革，提高医疗卫生服务质量。政策涉及很多的细节，而将所有的问题总结起来，问题的焦点其实只有一个，那便是如何推进和实现医疗服务的高质量发展。诺贝尔经济学奖获得者肯尼思·阿罗认为"相较于其它的重要商品而言，医疗服务的产品质量也许具有最大的不确定性"[①]。在医疗服务选择过程中，普遍存在着疗效及因此导致的医疗技术有效使用的不确定性。风险和不确定性是医疗服务市场的重要因素，一定的诊治手段与疾病之间的关系无法得到精确的说明，也很难区分不同诊治手段的医疗效果。从目前已经出台的众多政策来看，降价将是必然的趋势。从药品零加成，到耗材将来的托管，再到检验项目的第三方外包，所有的措施都瞄准了服务

---

① Arrow, K. J., 1965: Uncertainty and the Welfare Economics of Medical Care, American Economic Review, Vol. 55.

的价格，降价难以避免。但是，降价不能不考虑医院的利益，这是个关系到医疗质量的大问题。作为医改的主导者，政府不可能忽略医院的需求。我们认为，因技术进步、医疗服务质量提升、条件改善等因素产生的供给多元化伴随的整体价格上涨，属于合理上涨的范围；而因人为因素制造稀缺、诱导需求等因素造成的价格上涨，才是真正的"看病贵"问题。医疗费用上涨有合理的成分，也有不合理成分，关键是医疗费用花得值不值。

第二章 基础：医疗服务市场的 一般性与特殊性

在医疗服务市场中，并不能很好地利用完全竞争市场模型来分析医疗机构和市场的行为。比如，许多非营利性的医疗机构意味着医疗服务的供给者并不追求经济利益的最大化；医师执照对职业许可设置了一个障碍，使处于高薪地位的医生的竞争减少；消费者缺少有关价格和技术方面的完全信息，使医生有可能做出机会主义的行为选择等。但在现实世界中，医疗服务市场是一个适度竞争的市场，所以供求分析还是有用的。本章所说的医疗服务市场一般性与特殊性，也是站在医疗服务发展阶段"经验医疗"基础上，"精准医疗"阶段对医疗服务市场一般性和特殊性可能有不同的界定[①]。

在医疗服务市场，建立在完全竞争理论基础上的供求模型是一个用来解释和预测市场价格水平和产出变化的有用工具，医疗服务市场同样如一般服务市场受供求机制、价格机制、产权机制等市场基本原理的影响。我们将有选择地概括不同于一般服务市场的医疗服务市场的特性。这些特性并不具有排他性，也就是单个看并不是医疗服务市场所独有的，但是综合起来可以看出医疗服务市场的特殊性。医疗服务市场的特殊性包括：选择细分程度低、信息不对称、结构失衡等。

第一节 医疗服务市场的一般性

一、供求机制："剪刀的两翼"

从经济学的角度看，市场价格由供给曲线及需求曲线的交点决定。经济学家阿尔弗雷德·马歇尔将这两条曲线形象地描述为"剪刀的两翼"，两者需要同时

---

① 王蕊、刘宝：《关于精准医疗经济学评价的思考》，载于《中国药房》2016 年第 2 期，第 149 ~ 153 页。

作用才能达到效果。人们对医疗服务的需求是不可预测的、不规则的，不像人们对衣服或食物的需求那样稳定。与一般商品相比较，医疗服务的需求弹性非常小。人们对于医疗服务需求的价格弹性又称需求弹性，是指价格变动的比率所引起的需求量变动的比率。或者说，价格弹性乃是价格变动百分比所引起的需求的百分比变化。一方面，与其他商品相比，医疗服务的替代品要少得多。另一方面，健康、减少身体痛苦和生存同别的任何事务相比都具有特殊的无可比拟的价值。当患急病、因病影响工作或者疾病使人产生对死亡的恐惧的时候，健康就显得尤其重要。因此，为了治病很多人倾家荡产也在所不惜，以至于出现了"因病致贫""因病致困"的社会现象。

在经济学中，一般假定生产者的目标是利润最大化。在这个假定下，生产者供给量的多少往往取决于这些供给量能否给生产者带来最大利润。若生产者的目标并非利润最大化，而是产量最大或效用最大，将产生不同的供给水平。医疗服务价格与医疗服务供给量呈正相关。当其他条件不变时，医疗服务的价格上升，供给量就相应上升；价格下降，医疗服务供给量则相应下降。价格与供给量这种特殊的关系称为供给法则。医疗服务供给者服务的目标不同，其医疗服务供给的项目、数量、质量和方式也可能不同。如果医疗服务供给者提供医疗服务的目标是利润最大化（比如，营利性医疗机构），就会尽可能多地提供高利润的医疗服务项目，减少或不提供低利润、无利润甚至亏损的服务项目，导致高利润医疗服务项目供给的增加，而低利润、无利润、亏损的医疗服务项目供给减少。

如果医疗服务提供者以社会效益最大化为目标，例如，国外的一些慈善基金开办的非营利性医院，他们将会尽量增加其医疗服务的供给量，而不在意是否有利可图，如果亏损，则由慈善基金或社会捐赠补充。如果医疗服务提供者以提高医疗服务质量为目标，比如，非营利性医药研究机构，由于其主要创造和应用一些高新技术治疗手段，因此，可能会增加如肿瘤、癌症以及艾滋病等新型、高技术难度的医疗服务项目。

当一种物品的生产成本低于市场价格时，对于生产者来说，大量供给这种物品就会盈利；当生产成本高于价格时，生产者就会减少生产，而转向其他产品的生产或者可能停产。以追求利润最大化为目标的医疗服务提供者，当其他条件不变时，降低医疗服务成本就意味着其利润的增加，将会促进医疗服务供给的增加；若以社会效益最大化为目标的医疗服务提供者，降低医疗服务标准，则意味着在现有卫生资源总额不变的前提下，可增加医疗服务供给的数量或者质量。相反，医疗服务成本增加，医疗服务供给会相应减少。

当前历史条件下，医疗服务供给必须当期消费；而现代生产正在逐步突破时空的限制，尤其是各种现代金融手段的运用。医疗服务供给与现代生产的显著差距，从根本上提高了医生的机会成本。虽然现代科技提升了医疗服务本身的生产力，提升了辅助诊疗的准确性，同时节省了时间。从根本上说，这种生产力的提高属于其他领域的提高，例如，X光提升的是获取信息的生产力，不是诊疗本身，诊疗的本质是根据信息做出判断。虽然移动医疗（例如远程诊疗）一定程度上解决了空间上的限制，但时间限制并未取得根本突破。

现代生产方式伴随着更先进的合约，比如，在区块链中我们经常提到"智能合约"，同时移动互联网让"零边际成本"脱颖而出。但因为医疗服务目前处于经验医疗阶段，这种合约并不适用于目前的医疗服务供给。经验医疗阶段医疗服务仅能即期供给和消费，在短期内难以改变，但即期供给或消费本身对医生来说是问题，而对患者来说并不是问题，问题在于供给不足。为什么看病成了问题？因为供给太少。金融手段、互联网手段，都会在医疗服务供给不足上遇到瓶颈。

二、竞争创造价值

（一）价格竞争

一切皆有价，一切皆有成本。这里指的价格不仅是会计学上实际发生的成本，更是经济学上实际发生的成本。亚当·斯密在《国富论》中提出，在买者和卖者之间的自愿交易中，简单地说就是在自由市场上，出现的价格能够协调千百万人的活动。人们各自谋求自身利益，却能使每一个人都得益。亚当·斯密认为，经济秩序可以作为许多各自谋求自身利益的人的行动的非有意识的结果而产生。价格提供一种激励，促使人们采用最节省成本的方法，把可得到的医疗资源用于最有价值的医疗服务；价格还提供另外一种刺激，使人们不仅按关于需求增加的信息行动，还按关于最有效的生产方法的信息行动。价格竞争使得人们不必对所买的东西非常了解，尤其是在医疗行业中不必成为内行。医疗机构受到激励去获得有关的信息，并把它同价格所传递的信息结合起来，以最大限度降低成本。假定有一种药品因短缺而比别的药品贵，医院获得这种药品涨价的信息就会去节省那种药品。

1. 从医疗市场竞争的主体——医疗机构来看

我国医疗服务系统三级医院、二级医院、一级医院之间成员利益主体庞大，利益领域相互交错。表面上这些医院是可以相互竞争的，但实际情况并非如此。一方面，不同层级医院之间水平相差甚远。虽然提供着非同质的医疗服务，但各级医院基本上都有自己的市场，因此它们之间基本上不会形成竞争关系。另一方面，体制外医院，也就是不隶属于当地政府的医院，在大多数地方都是举步维艰。各级政府都会在资金和行政上对其直管的医院大力支持，使得这些医院在其所处的行政区域一家独大，其他医院无法同其竞争。

2. 从非营利医疗机构竞争的载体——医疗服务来看

我国对公立医院的医疗服务及某些药品实行价格管制。价格管制剥夺了医疗机构在这部分服务的提供过程中价格竞争的空间。医疗机构可能围绕那些自主定价的医疗服务展开一定价格竞争。但是，政府对非营利机构医疗服务定价低于医疗成本，公立医院靠药品加成弥补收支差额，这削弱了医疗机构展开价格竞争的能力。医院并不通过降价来吸引患者，而是凭借其自身的垄断力和医患间信息不对称，过度医疗替代医疗服务，即积极提供利润率高的医疗服务，降低利润率低的医疗服务，最大化自身经济利益。例如，我国实行检查费按照"旧项目旧标准，新项目新标准"的办法定价，医院频频上新的、不必要的检查项目，在规避价格管制的同时，凭借质量信号吸引了患者，但医疗费用却是大幅度上涨。在我国医院市场上，医疗机构面临的价格竞争压力相对较小。

3. 从非营利机构价格竞争的对象来看，付费方有病人和第三方

第三方包括政府和医疗保险机构。政府付费与保险机构付费这两种途径之间存在交叉。社会医保的部分资金来源与财政。财政对公立医院的支付方式有两类：一是按项目支付，主要用于医院基础设施建设和设备购买；二是按编制床位和人员支付，用于补偿医院的运作。由于政府对公立医院的上述投入以及其他政策优惠，公立医院医疗服务的收费价格要抵扣上述两项政府支付，公立医院的医疗收费处于被压制的状态，由物价部门指定医疗价格，统一低水平运行，针对政府这一付费方，公立医院不存在价格竞争的空间。

我国绝大部分地区采取单一的医疗保险支付制度。商业医疗保险发展滞后。社会医疗保障体系在医院服务市场成为独买者和独卖者，具有相当大的市场力量。尽管医疗保险现行支付方式趋于多元化，包括论量计酬、论病例计酬、论人计酬、论日计酬及论质计酬等，但主要仍以论量计酬为主，按项目付费。医疗保险对同一等级医院间的补偿价格不存在差异。针对医保机构，同一等级的医院不存在价格竞争空间，仅是价格接受者；不同等级的医疗机构的医保补偿有所区别。另外，不同等级的医疗机构存在错位价格竞争。针对付费的患者，医保项目的自费负担部分也实行统一定价，医疗机构亦无自行定价的能力。在非医疗保险的自付项目方面，比如，美容外科手术、体检中心及各式差额病房等特需医疗服

务，医院从事价格竞争的空间相对较大。总的来说，我国医疗服务的价格管制和以成本为基础的论量计酬的保险补偿制度限制了医院竞争的空间，价格竞争不是我国医院竞争的主要形态。

（二）非价格竞争

在医疗服务存在大量管制的情况下，医院之间的竞争多表现为非价格竞争。非价格竞争的重要表现（Dranove & Satterthwaite，2000）[1] 包括购置最先进的高科技医疗器材、提供最新科技的医疗服务与追求医院规模的扩大等。我国扭曲的价格体系进一步放大了医院对高科技设备的投资需求。医院提供基本医疗产品基本不盈利，而提供检查和高科技医疗服务则可以依赖"新项目新价格"的政策获得较高利润，医院致力于追求医院横向规模扩张和上新项目。各地医院纷纷通过现址扩张、新建分院、合并、联盟、组建医疗集团等多种形式谋求规模扩张。从我国医院床位规模总量来看，2016 年我国医院床位数达到 741.05 万张，比 2006 年增长了 389.87 万张。从 800 张床位以上的综合医院数量来看，90 年代初我国还没有此类规模综合医院，2006 年猛增到 331 所，2016 年达到 1602 所。

医院除了通过提供高科技医疗服务来进行非价格竞争之外，医院也常常通过较高的"医疗服务质量"来吸引患者，展开非价格竞争。比如，以"便民惠民性"为导向，简化挂号流程，开展专家门诊。质量竞争虽然能够提高民众就医的便利性，但往往会提高医院提供医疗服务的成本。

（三）产权的界定

政府是特定条件下人们追求利益最大化的产物。某一特定历史条件下，为了避免一事一议的高昂交易费用，人们出让自己的部分权利或选择，组成一个超越任何个人的组织，例如，部落、家庭、企业、政府等，执行某些特定的交易而达到个人的利益最大化。政府已经是现实存在的次生市场主体，需要依据交易费用和机会成本划分行为边界和定义产品。政府与企业一样，都是一种组织形式。企业有边界，政府同样有。如果一个产品自己生产比从市场上购买更贵，那么就从市场购买，这是企业的边界；如果一个产品由政府供给比从市场上购买更贵，那么就从市场购买，这是政府的边界。反过来说，如果一个产品在市场上无法购买或者从市场上购买更贵，那么就自己生产或由政府供给。这里说行为边界，换种说法就是定义产品。企业定义了自己的产品，也就划定了企业的边界；政府定义了自己的产品，也就框定了自己的主张，例如，提供哪些公共产品、为哪些人

---

① Dranove，D. and Satterthwaite，M. A.，2000：Chapter 20 the Industrial Organization of Health Care Markets. Handbook of Health Economics，No. 1.

提供。

医疗体制改革有渐进的特点，就是在医改领域的哪个问题严重，就会比较容易启动改革。这样带来的结果是权利界定不是全面并进，而是不均衡的，不整齐的，没有达到普遍的权利保障和厘定。这样不可避免地带来冲突和矛盾，在不同的利益主体（供给者、需求者、支付者）之间的利益如何取得均衡，成为改革的一个难点。从目标来说，产权设置必须是普遍的，需要同时考虑到需求者、供给者和支付者的利益。经济自由也是有边界的，那就是不能侵犯供给者、支付者、需求者任何一方的利益，否则不可能在社会中建立持久的被他人接受的秩序。渐进改革过程的实际过程有时进展得快，有时进展得慢。在一些医疗体制领域的改革，甚至停滞很长时间。医疗服务市场供给多元化的本质在于界定产权，重新定义和细分医疗服务市场，使医疗服务市场的产品细分更加精确，医疗服务供给方式的选择更加科学。

第二节　医疗服务市场的特殊性

一、选择细分程度低

历史条件发生变化，政府的行为或选择也要做出相应改变。这是政府动员医疗资源供给的基本准则。不同的政府有不同的主张，我们的政府要提供的产品，是历史上任何一个时代、世界上任何一个国家都不曾提供的，是新的产品。医疗改革过程中要总结当前政府要提供什么产品，这些产品在当前历史条件下如何生产、谁来生产更经济。在竞争性医疗服务市场上经常出现这样的情况，即市场将以合理的价格提供不同质量的产品从而吸引不同的收入和偏好。进入医疗行业受到执业许可的限制和医学院的培养标准都限制了不同质量的医疗服务相互替代的可能。目前，医疗服务市场出现产品更加细分的趋势，丰富了医疗服务价值所依托的载体形式，模糊了医疗服务市场的边界，拓展了医疗服务市场的范围。

医疗服务供给层次缺乏，尤其在医疗服务产品愈加丰富化、患者服务需求愈加多元化的背景下，将会使得供需结构矛盾更加突出。即准入限制所带来的医疗服务有效供给不足，是医疗服务市场供给侧和需求侧不适应的主要原因，也是"看病难"问题的根源。值得注意的是，"看病难"还会在一定条件下转化为

"看病贵"。即使医疗服务的成本为零，随着拥挤程度不断提高、等待成本不断上升，"看病难"也会在某一临界点转化为"看病贵"。更何况目前医疗服务的成本很高，市场管制所带来的稀缺性，将会加剧"看病贵"的可能。

二、信息不对称

在微观经济学的基础理论中，市场通常被假设信息是完全的，消费者和生产者对市场上任何可及的产品或服务的价格和质量都拥有完全的信息。但是在现实社会中，存在大量信息不对称现象。严格地说，所有产品都具有信息不对称性，只是医疗领域更明显而已。医疗服务具有典型的信息不对称属性。从信息不对称发生的时间来看，发生在合约之前的为事前不对称，可归结为逆向选择；发生在合约之后的为事后不对称，可归结为道德风险。在医疗服务市场中，供给者、需求者及支付者之间存在着明显的因信息不对称而造成的逆向选择和道德风险问题。

斯蒂格利茨（Stiglitz J E，2007）把医疗市场和一般商品市场进行比较后，发现医疗市场具有很强的特殊性，即信息高度不对称。医生在医疗服务的提供中，相对来说是信息的优势方，对于患者的状况、可能的治疗方案、预期的结果、其他医疗服务提供方的价格、质量等方面，要比患者清楚得多。患者由于在这些方面信息缺乏，于是就将决策权委托给专业的医生，医患之间就形成了委托代理关系，医生就具备了代理人和医疗服务提供方的双重身份。一方面，在以诚信为基础的医患委托代理关系中，医生以病人利益代理方的身份向病人推荐治疗方案；另一方面，在以利益为基础的医患交易关系中，医生以医疗服务供给方的身份从病人身上取得相应的经济利益。根据卡尔耶（Culyer，1989）的研究，作为完美代理人的医生会做出和患者了解情况而为自己做出的决定相一致的决定，但是在医生和患者的利益发生分歧时，就很难避免医生的行为违背委托人的利益最大化原则[①]。这就为"供给诱导需求"的产生提供了基础，也就是医疗服务中的道德风险问题。

所谓的"供给诱导需求"，指的是医生作为患者的建议者和医疗服务的提供者，利用其信息优势去影响患者的需求，来谋取私利。供给诱导需求的起源可以追溯到谢恩和罗默（Shain & Roemer，1959）发现的"短期普通医院的每千人床

---

① Boan, J. and Culyer, A. J., 1989：Health Care Expenditures in Canada：Myth and Reality；Past and Future, Canadian Public Policy, Vol. 15, No. 2.

位数和每千人住院天数之间的正相关关系"①，也就是"罗默法则"，即"只要有病床，就有人来用病床"。在目前我国不断上涨的医药费用中，除了用人们生活水平的提高使健康医疗需求增加来解释以外，供给诱导需求有很大的影响。随着医疗服务机构数量的增加，医疗服务供给也随之增加，为了降低因病人减少所带来的收入减少，医生就会运用他们的决定权去创造患者的部分需求，使得需求曲线向外移动，均衡价格甚至超过初始价格。我国目前的医疗体制与供给诱导需求的产生也有一定的关系，例如，很多医院为了鼓励创收，将医生的收入与医院或科室收入挂钩，这就促使医生为了自身及医院的利益，开"大处方"、滥检查，增加患者的医疗需求。

医患双方信息不对称在造成供给诱导需求的同时也容易导致医疗纠纷。医院在医疗、药品定价、收费、治疗方案的确定等方面有着绝对信息垄断和控制权，而且医院不会将这些信息完全告知患者，而是有选择性地向患者传递相关信息，以此影响患者对提供的医疗服务的判断，实现供给方利益最大化。患者的"知情权"没有得到充分尊重，医生的"告知权"没有得到充分履行，而"两权"的价值就在于纠正因信息不对称所导致的民事主体实质上的不平等。加上患者对于医疗效果的预期很高，一旦实际治疗效果与患者预期产生很大差异，医疗纠纷就难以避免，这也严重影响了医患关系的和谐。

三、结构失衡

患者对于医疗机构信息和医学专业知识的缺乏，还会导致医疗服务消费的结构性问题。因为患者在选择医疗机构时获取信息的途径很少，而医院的规模和等级是最明显的信息，所以患者不管大病小病都普遍选择三级医院等大医院和专家门诊。大医院人满为患，使看病更加"难"；而中小医院、社区卫生服务中心、乡村卫生机构则病源不足，导致医疗资源的利用不合理。我国医联体的主要模式包括紧密型医联体、半紧密型医联体和松散型医联体，政府投入了大量财政资金，但效果并未达到预期。医联体的运行存在着政策机制及利益冲突等问题。

一方面，社区卫生服务中心存在人力资源不足（学历和职称偏低）、知识结构老化、医疗诊治水平较低、双向转诊难、绩效考核不到位、居民对社区卫生服务机构普遍不信任、医疗服务质量及体制不健全等问题；另一方面，二三级综合医院的积极性不高，其投入和补偿机制、提高医生积极性、分流患者意识等方面

---

① Shain, M. and Roemer, M. I., 1959: Hospital Costs Relate to the Supply of Beds. Modern Hospital, Vol. 92, No. 4.

有待完善。此外，缺乏制度规范、经费保障和绩效考核等长效工作保障机制，尤其是缺乏对医联体科学性、整体性的指标评价体系，严重影响了医联体的有效运行，阻碍了医疗服务质量的提升。

患者在医疗活动中的劣势地位，也使药品消费不合理，甚至成为基本药物制度实施的障碍。《国家基本药物目录（基层医疗卫生机构配备使用部分）》（2009版）① 规定基本药物在基层实行零差率销售，试图扭转"以药养医"的现状，这无疑会减轻患者的用药负担；但是对于患者而言，对自身疾病应该选用药物的了解远不如医生，加上医生诱导需求的影响，为了治好病，很多患者抱有"最好、最贵"的用药心态，让效果确切、价格低廉的基本药物失去用武之地。

第三节 对医疗服务市场一般性与特殊性的再认识

在我们看来，医疗服务市场的一般性强于特殊性，医疗服务市场受到价格机制、供求机制、竞争机制和激励机制等原理的影响。首先，医疗服务市场价格与供给量的关系符合供给法则。不同数量和质量的医疗服务需求，会引导着不同数量和质量的医疗服务供给。医疗服务供给大于需求会导致卫生资源配置的浪费，医疗服务供给小于需求则会带来卫生资源配置的低效率，市场经济条件下的理性的医疗服务供给者会根据不同的需求水平调供给量。在卫生资源总量既定的情况下，医疗服务机构在区域间是否合理布局，将直接影响到地区间医疗服务供给的差异。我国目前医疗服务供不应求与供过于求并存，在城市特别是大城市存在着供给过剩现象，在广大的农村供给不足的情况很严重，贫困地区缺医少药状况突出。城乡医疗服务供给的不平衡也成为导致群众"看病难，看病贵"的一个重要原因。

其次，医疗服务市场受价格机制的影响。当一种物品的生产成本低于市场价格时，对于生产者来说，大量供给这种物品就会盈利；当生产成本高于价格时，生产者就会减少生产，而转向其他产品的生产或者可能停产。以追求利润最大化为目标的医疗服务提供者，当其他条件不变时，降低医疗服务成本就意味着其利润的增加，将会促进医疗服务供给的增加；若以社会效益最大化为目标的医疗服务提供者，降低医疗服务标准，则意味着在现有卫生资源总额不变的前提下，可

---

① 卫生部：《国家基本药物目录·基层医疗卫生机构配备使用部分》（2009 版），载于《中国药房》2010 年第 4 期。

增加医疗服务供给的数量或者质量。相反，医疗服务成本增加，医疗服务供给会相应减少。

同时，医疗服务市场受竞争机制和激励机制的影响。竞争机制作为市场体制的重要内容，是联系供给侧和需求侧的桥梁和纽带，它能够促使供给方根据市场需求组织生产、改进技术、提高效率。一方面，虽然医疗卫生领域的长期管制容易造成制度依赖，放松管制必然在短期内带来医疗服务价格快速上涨的问题。但随着我国产权保护制度日益完善、医疗服务供给主体愈加多元，竞争机制将会发挥作用。通过不同领域、不同层次、不同性质的医疗机构竞争，能够有效推动医疗服务资源供给总量增加、供给结构优化，从而较大程度地缓解我国"看病难"和"看病贵"现状。另一方面，技术创新是降低医疗服务边际成本的根本途径，也是解决"看病难"与"看病贵"问题的根本途径。

第三章　视角：供给侧结构性
改革与高质量发展

党的十九大报告指出，中国特色社会主义进入新时代，我国社会主要矛盾已经转化为人民日益增长的美好生活需要和不平衡不充分的发展之间的矛盾。站在新的历史起点上，我国的医疗改革已经不再仅仅迫于"看病难""看病贵"两大问题，更需要看清自身所处的方位和发展的方向。我国社会主要矛盾转变为人民对美好生活的需要（需求侧）与不平衡不充分的发展（供给侧）之间的矛盾。我国社会主要矛盾的本质是供给侧的问题。我国正处于"经验医疗"向"精准医疗"过渡的阶段，对供给侧结构性改革和高质量发展会有怎样的要求？在高质量发展的阶段，人民的闲暇偏好增加，对生活品质的需求在不断提高。在新时代下，人民群众期盼更完善的基础设施建设、更高水平的医疗卫生，而这一切都需要我们重视发展的质量，从而实现人民生活质量的长期提高。因此，高质量的发展要更注重满足人民在多方面日益增长的高层次需要，更好推动人的全面发展、社会全面进步，人民对美好生活的需要将得到不断的满足。

本章基于供给侧结构性改革与高质量发展的分析，并在此基础上提炼医疗改革的新逻辑。具体来说，一是政府以提供或促进更高水平的医疗服务为目的，正视技术进步、收入增长所带来的供给多元化，包括医疗服务的种类、数量及质量等层面及其伴随的医疗费用的上涨趋势，并将其作为"水准线"提升的重要依据。二是创新医疗卫生服务供给模式，建立不同层级、不同类别、不同举办主体医疗卫生机构间目标明确、权责清晰的分工协作机制，不断完善服务网络、运行机制和激励机制。

第一节　供给侧结构性改革与高质量发展的视角

2015 年中央财经领导小组第十一次会议首次提出供给侧结构性改革，2016

年是"改革元年",2017 年则是"深化之年"。供给侧结构性改革强调减少无效供给和低端供给,扩大有效供给和中高端供给,促进要素流动和优化配置,从而实现更高水平的供需平衡①。近几年来,针对供需结构性矛盾突出,各地区各部门按照党中央决策部署,坚持以供给侧结构性改革为主线,以"三去一降一补"五大重点任务为抓手,出台了一系列政策措施,坚持用改革的办法推进经济结构战略性调整,提高供给体系质量和效率,实现供需在更高水平上的动态平衡。习近平总书记在党的十九大报告中强调,"必须坚持质量第一、效益优先,以供给侧结构性改革为主线,推动经济发展质量变革、效率变革、动力变革"。2017年中央经济工作会议指出:"中国特色社会主义进入了新时代,我国经济发展也进入了新时代,基本特征就是我国经济已由高速增长阶段转向高质量发展阶段。"在部署"推动高质量发展"的八项重点工作中,第一项就是"深化供给侧结构性改革"。

解决供给需求结构性错位,需要推进供给侧结构性改革。当前,中国供需关系正面临不可忽视的结构性失衡,"供需错位"已成为阻挡中国医疗体制改革实现高质量发展的重要路障。因此,强调供给侧结构性改革,就是要从生产端、供给侧入手,调整供给结构,为真正启动内需、实现高质量的发展寻求新路径。资源配置方式的优化调整,需要推进供给侧结构性改革。实现高质量的发展,要处理好供给方、支付方、需求方三方的关系。在推动高质量发展这一根本要求下,从稳增长转变为更重视质量和效率的促改革,通过改革提高要素配置效率和促进创新。

破解医疗体制机制障碍与约束,需要推进供给侧结构性改革。只有利益边界发生变化,微观主体的行为模式才会发生变化,只有微观主体的行为模式发生变化,资源配置的方式和效率才会发生变化。深化结构性改革是实现高质量发展的重要方面。结构性改革是一项长期性任务,其难点和重点就在于如何进一步深化体制改革,真正建立起一套国家治理体系和治理能力现代化的制度体系,促进资源要素从无效需求领域向有效需求领域流动,充分释放新技术、新产品、新产业和新服务的供给潜力。

医疗服务供给活力的培育,需要推进供给侧结构性改革。从强调需求侧管理到强调供给侧结构性改革,体现的是从注重短期经济增长向注重可持续发展以及提高增长质量与效益的转变。改革的模式将从以往简单的"就市场改市场、就经

---

① 张占斌:《中国供给侧结构性改革》,人民出版社 2016 年版。

济改经济"转向国家治理体系的全面建构，通过权力重构、行政体系改革和社会改革来奠定经济改革的权力基础、行政基础和社会基础，供给侧结构性改革将在行政体制改革加速和社会改革的加速中得到深化[①]。用更注重以中长期的高质量制度供给统领全局的创新模式，取代以短期需求调控为主的凯恩斯主义模式，在优化供给侧环境机制中，以高效的制度供给和开放的市场空间，激发微观主体创新、创业、创造的潜能，构建、塑造和强化我国经济长期稳定发展的新动力[②]。

上述思路为分析我国"看病难"与"看病贵"的现状提供了新方向。第一，"看病难"与"看病贵"是医疗服务供给侧与需求侧不适应的表现，应从供需规模和供需结构的矛盾出发。第二，医疗卫生服务供给侧对需求侧发挥决定性作用，应抓住供给方的主要矛盾和关键矛盾。结合国内学者关于"看病难"与"看病贵"的讨论，以及我国医疗服务市场现实存在的多层次供需矛盾，我们认为两者同时存在的根本原因是医疗服务供给不足。供给不足源自两个方面：一是不合理的市场准入机制；二是不合理的医疗服务价格机制。另外，在医疗服务需求迅速膨胀的同时，医疗服务供给并没有得到相应的增长，意味着竞争机制和创新机制没有发挥应有的作用。

第二节　基于供给侧结构性改革与高质量发展视角看医改

我国经济已由高速增长阶段转向高质量发展阶段，必须坚持质量第一、效益优先，以供给侧结构性改革为主线，推动经济发展质量变革、效率变革、动力变革，提高全要素生产率。基于供给侧结构性改革与高质量发展视角，"看病难"与"看病贵"问题仅是外在表象，其内部症结在于供给侧与需求侧的多层次矛盾，即供需规模不平衡、供需结构不协调以及市场价格机制引导作用有限。因此，分析"看病难"与"看病贵"同时存在的根本原因，既要发现问题本质、抓住问题关键，从医疗服务领域的内在供需矛盾出发，强调供给侧所发挥的决定性作用；又要把握二者之间的内在联系，突出二者同时存在的特殊条件。

本节将基于供给侧结构性改革与高质量发展视角看医疗体制改革的特征，包

---

① 中国人民大学中国宏观经济分析与预测课题组，刘元春、刘晓光等：《新常态迈向新阶段的中国宏观经济——2017～2018年中国宏观经济分析与预测》，载于《经济理论与经济管理》2018年第2期。

② 史慧玲、贾康：《多角度创新发力推进供给侧改革持续深入进行》，载于《中国政协》2017年第8期，第18～19页。

括一是医生服务的供给；二是医院服务市场的运作；三是医疗保险服务市场的运作。

一、医生服务的供给

随着我国经济发展水平的提升、人们收入水平提高、社会医保覆盖面的提高，老百姓对于医疗的需求增长很快，对于医生的需求增长很快，但是我国医生人数和医生教育水平的提升速度却远远落后于人们需求的变化。医生服务供给总量不足，从而加剧供需规模矛盾，甚至可能对患者的基本医疗和公共卫生服务需求也难以满足。

第一，对供给增长的制度限制。一是对医院的分级制度，一方面使得医生的声誉让渡于医院，降低了医生增加服务供给数量和质量的激励；另一方面使得医院承担了医生的责任，增加了对医生的行为限制，一定程度上增加了规范性，但降低了医生对自己行为的负责程度，进而降低了医疗服务的创新性。二是对医生编制的控制，尤其是对高级职称的数量控制，提高了医疗服务行业的潜在进入者进入行业和新进入者留在行业的机会成本，放弃进入或离开医疗行业的成本相应降低。

第二，目前医疗教育成本高。社会方面的约束条件，最要紧的就是"医疗服务的市场准入"。我国医疗服务不是缺乏增加供给的潜力，而是巨大的供给潜力得不到释放和实现。更严重的问题是，我国医学院培养的医学生有一部分改行，没有从事临床医生的工作，造成人力资源的严重浪费。医生做出改变的机会成本就是当前状态下的收益与当前收益由高交易费用支撑之间的矛盾。医生当前所处的环境，是目前已采用的选择中最好的。所以理论上说，医生主要是没有选择意愿，当然可以通过医德来增加选择。行政性的命令进一步提升了医生留在本行业的机会成本，然而由于医生的意愿没有变，由交易费用支撑的原有模式并没有变，取而代之的是新的耗费交易费用的方式。

第三，医疗服务价格严重扭曲，已经成为深化医改的一大障碍。在医疗行业中，专家号是稀缺资源。按照市场经济规律，价格是资源稀缺程度的反映。越是稀缺资源，市场价格越高。但是，目前的专家服务价格完全与市场供求脱节，形成了一个"价格洼地"，导致专家资源浪费严重。例如，三级医院和二级医院的挂号费相差无几，既然花费差不多，谁不愿意享受最好的资源呢？因此，三级医院总是人满为患，分级诊疗阻力重重。从资源分配来看，重要的医疗资源掌握在地方政府手中，拥有资源分配权的"经济人"会优先考虑当地医疗机构或用来设租，造成高水平的医疗机构难以进入其他地方经营。从服务价格来看，医疗卫生行业属于服务性行业，是以人力资源投入为主的行业，劳务费应是医疗机构的主要收入来源。但是在我国医生的服务价值、技术含量得不到充分体现，医生从事的检查、分析、诊断、手术、治疗等脑力和体力劳动都是廉价的，政府对服务价格实行限制和指导。事实上，运用价格杠杆，可以有效调节供求关系。当大医院和小医院、知名专家和普通专家的价格差距足够大时，患者就会自动分级诊疗。有刚性需求的患者，首选大医院和知名专家；没有刚性需求的患者，首选小医院和普通专家。这样一来，大医院至少能分流部分患者。让专家号告别"白菜价"，既是对医生劳动价值的尊重，也是对市场经济规律的尊重。医疗服务价格改革是撬动医改的一个支点。

二、医院市场的运作

在一定的市场区域内，市场结构会对医院市场的运作造成影响。医院市场的一些结构性特征，例如，进入壁垒、产品的复杂性、信息不对称，决定了医院市场缺乏相关激励因素。理想情况下从全社会角度出发，存在激励因素，独立经营的医院为提高消费者满意度和实现成本最低不断努力。市场与政府间的边界取决于医疗服务市场中的交易成本，制度安排的有效性主要是在不同制度安排间权衡交易成本的大小。区域垄断使各区域的供给主体各自为政，资源、信息不能共享，造成重复建设。由于没有形成良性的市场竞争，区域内的体制医院就有了诱导需求的资本，为过度医疗提供了条件。由于对市场的垄断，医疗提供方不愁没有市场。有的医院为尽快收回设备成本，一再放宽适应症，无论效果如何或有无必要，都"动员"患者检查，甚至将检查收入与送检医生的经济收益挂钩，随之而来的是病人付出高昂的检查费用，医院得到更大的经济收益。医疗提供方的威权和垄断对患者有着说一不二的话语权力。由于市场准入限制带来的医疗服务供给层次和结构缺乏，严重制约了需求者的选择空间，导致部分特定需求患者无法获得合适的医疗服务，而部分低收入水平患者也无法获得与其支付水平相对应的医疗服务，即出现"看病难"和"看病贵"同时存在的现象。

医院追求的目标不同，在不同的市场环境下运作，面对第三方支付补偿方式，受很多政府的规章制度的支配。传统的微观经济学认为，数量众多的支付者和低的支付壁垒会促进竞争。更激烈的竞争一般会促进产出增加，表现为高质量和低价格。由于服务质量的提高必须在医疗服务成本提高的基础上，所以当一家医院想要提高质量时，它的成本曲线就会上移。如图 3-1 所示，最初医院产出最大化在 M 点，如果医院管理者想要提高医院服务质量，会引起平均成本曲线从 AC_1 移到 AC_2，在没有需求变化的情况下，产出最大化水平达到 N 点，伴随着产出的减少，质量提高了。

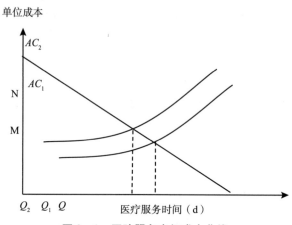

图 3-1 医院服务市场成本曲线

当医院的服务质量进一步提高时，就可能得到产量和质量间的平衡曲线。平衡曲线如图 3-2 所示，曲线向下倾斜，表明医疗服务的质量和产出间的平衡点产生了。管理者必须面临在医院服务质量和满足患者效用最大化两者间的不断折衷。

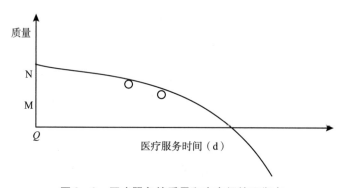

图 3-2 医疗服务的质量和产出间的平衡点

在医院服务市场运作过程中，存在着诸多的利益相关者，有政府、医院、患者、医疗保险机构、药品供应商等。目前，在政府投入不足的情况下，公立医院不得不为自身的生存而重视业务量，例如，营业额、利润等经济效益指标，在这些指标的驱动下，医院考核各业务科室的指标亦转变成经济效益指标，科室在分配职工收入的过程中，也多是关注经济指标，以收入减支出的模式作为主体：即临床、医技科室以收入（除药品、CT、磁共振等）减去支出，一般包括除购药成本外的房屋设备折旧、人员成本、水电耗用、耗材领用、维修等直接成本，同时还包括麻醉科、手术室、功能检查科、检验科、门诊治疗室、注射室、产房、内镜室等公共平台科室帮助下完成业务所发生的支出的关联成本，以此结余作为科室奖金分配的总数基础，再根据不同年资、不同岗位配以一定的系数，全科所有系数和算出每系数的奖金，再乘以本人的系数即得到奖金。精细一些的会收支核算到诊疗小组，小组内各级别医师再分配。此外，对于手术、检查治疗、门诊费提成、出院人次都可以按一定比例抽取提成，精确到人作为奖金发放，这一部分收入一般根据工作量来计算。

无论医疗服务的付费者是谁，绝大多数医疗服务项目和药品的价格都受到政府的管制。而这些医疗服务项目和药品，正是普通老百姓看病治病时所接触到的。无论是对于医疗服务项目的管制还是对于药品出售的管制有两个共同的特点。

一是重物不重人。对人力服务的价格设置水平普遍偏低，但对耗材、检查和某些药品的价格设置水平则相对较高。

二是重新不重旧。即对早已存在的医疗服务项目和药品设置低价，而对较新的项目和药品设置高价对于药品出售，除了设置价格天花板之外，还设置了最高加价率是10%。

政府对医疗服务价格进行严格管制，将会进一步加剧医疗服务供需矛盾。这是因为在自由竞争的市场条件下，价格机制能够准确地反映资源要素的相对稀缺程度，并且自动引导供给和需求实现均衡水平；而对市场价格机制的破坏，将会导致医疗服务资源的无效率配置。从表面上来看，严格规定药品价格以及医事服务费价格的上限标准，既可以减少个人卫生支出，减轻患者的医疗费用负担，又可以扩大基本医疗服务的覆盖范围，体现公平性和均等化原则。然而，在医疗服务市场的三方关系中，医生作为最重要的供给方始终掌握剩余索取权，将会通过其他途径来弥补自身收入，而患者作为需求者和支付者处于被动地位，很可能接受较高的医疗服务成本，这是在"经验医疗"阶段无法改变的现状。当政府实施医疗服务价格管制时，医方的剩余控制权与剩余索取权分离，从而导致部分租值流入公共领域。

在相关参与主体攫取这部分租值的过程中：一方面，患者群体通过排队机制确定公共领域的租值，即出现"看病难"问题；另一方面，医生会通过隐性价格机制分割公共领域的租值，以此来获得应有的收入水平，例如，开大处方、收取红包等，即出现"看病贵"问题。但是，只要患者从公共领域取得的租值高于医疗服务的成本总和，他们就愿意接受排队或者其他价格形式。由此可见，价格管制尤其是对医生人力资本的较低定价，并没有提高医疗服务的地理和经济可及性，反而变相地转化为"看病难"和"看病贵"问题。政府应逐步取消对医疗服务价格的管制，更多发挥市场在资源配置中的决定性作用，让医保机构与医疗机构协商定价，这样才能充分调动医生的积极性，减少不合理的医疗支出。

三、医疗保险服务市场的运作

医疗保险给医疗体制带来的影响虽是间接的，却是深刻的。一方面，它给公众带来了一定的好处，根据诺贝尔奖获得者肯尼斯·阿罗（Kenneth J. Arrow，1965）的理论，保险能通过保险机构的再分配消除不确定性，从而同时提高所有人的收益。在医疗领域，保险似乎显得更为重要，因为几乎每个人都会生病，而且疾病在何时、何种程度上发生充满了不确定性，加入医疗保险能够降低甚至免除患病时的支付，从而降低人们对于生病的担忧。但是另一方面，医保却会带来严重的经济学意义上的扭曲，这一点却并没有得到足够的重视。

医疗保险作为社会保障的一种，其本质是收入再分配，即将年轻人的钱转移支付给老年人，将健康人的钱转移支付给生病的人。但是这种转移支付往往是不精准的，因为老年人、生病的人，并不尽然是需要帮助的人。收入再分配的核心是帮助穷人，因为穷人才是最缺少购买能力的人[①]，因此，医疗保险的财政补充部分则需要偏向最穷的人。可事实上却并非如此，中国医疗保险收入形成了人力资源和社会保障部门、卫计委资金盘子的一部分，其中额外的财政补贴部分取决于不同的医疗保险分类，而不是取决于患者的收入水平。公费医疗、城镇职工医保、城镇居民医保、新农合医保，这些不同的保险形式各自分割，是医疗保险在收入再分配意义上的混乱。

按照约翰·罗尔斯（John Bordley Rawls，1999）的正义原则，如果发生了收入再分配，应该是富人补贴穷人，但是在现行的医保种类及其相应的人群分割下，收入最高的人却得到了最高的财政补贴。根据卫生统计年鉴的数据可以计算出，在历年的财政医疗补助中，越是收入高的人越是补贴高。比如，收入水平最

---

① 张林：《医保悖论与中国医疗体制改革》，载于《民主与科学》2017年第4期，第49~51页。

高的公务人员，其医疗补助是最高的，而农村居民的医疗补助反而是最低的。这就是说，中国的医保体系本身存在着逆向的收入再分配，即穷人补贴富人的问题。保险悖论则放大了这种逆向的收入再分配。对于穷人而言，其医疗需求的弹性是最低的，即便有了医保，他们进行过度需求的倾向也是最低的。平均医疗价格水平的提高，对穷人的打击是最大的，一个动辄几十万的手术和药物是穷人所不能承担的，即便医保能够报销一部分。而医保悖论却是推高医疗价格水平、扭曲医疗供给的重要一方面。按照经济学的原理，当需求增加时，整个医疗市场的价格水平便会升高。而当医疗供给不能快速增加时，价格水平升高的幅度恰好约是自付率的倒数。简单来说，比如，医保的自付率为50%，即个人和保险机构各负担一半的医疗费用，那么在医疗供给水平固定的情况下，整个医疗市场的价格水平变成原来的两倍。这样，即便医保能报销50%，那么患者实际支付的价格还和没有医保时一样，这样医保就并不能降低个体的医疗支出了。这就是所谓的医保悖论：医保本来的目的是降低医疗风险，其结果反而可能是增加医疗风险。

公费医疗是完全的医疗保险，不缴纳保费，还可以零价格购买医疗服务。缴纳保费，属于收入再分配的范畴，而医疗服务价格，则纯粹属于经济学范畴。在经济理论看来，医疗服务本身有很高的成本，但如果可以零价格支付，则一定会带来巨大的浪费和争夺。事实上也是如此，能够享受公费医疗的家庭里，特别是有老人的家庭里，往往都有小药箱，甚至有小药房存放着。既然不花钱，多拿一些药似乎理所当然，但它却扭曲了价格，带来了过度需求。

另外，既然有了公费医疗的安排，那么就有许多人利用各种方法能够取得公费医疗，从而产生寻租和腐败这样的额外成本。这里面有政治经济学的道理，一种免费的稀缺资源总会引来恶性竞争。退一步讲，公费医疗是零价格，普通的医保由于有自付率，实际上支付的是低价格。低价格也是一种经济学扭曲，相比零价格只是程度上的不同。医保带来的低价扭曲也会带来过度需求，它会降低患者对于医疗服务价格的敏感性，从而产生买贵、买多的需求行为。如果说，公费医疗会带来较大程度的腐败，那么医保带来的则是较小程度的腐败。每个参保个体大大小小的买贵、买多行为，汇集到宏观上便会产生巨大的影响，便在医疗市场整体上形成了过度需求。

第二部分　医疗改革的实践及其逻辑

第四章 发达国家的医改及其逻辑

本章关注发达国家医疗改革的实践及其逻辑，通过比较美国、英国、德国、日本、俄罗斯、加拿大、澳大利亚等世界发达国家的医疗体制改革的逻辑，分析不同国家医疗改革的焦点问题、基本措施以及效果评价，深入探讨其对中国医疗改革的有益启示。

第一节 美国医改及其逻辑

一、医疗改革的焦点问题

纵观美国百年医改历程，争论的焦点主要在联邦政府与州政府的责任分担、医疗保障领域政府的权限、以何种方式实现全民医疗保障这三大问题上。美国医疗体系表现为医疗费用高、健康指标差、医保覆盖低的特征。争论的群体主要在普通民众之间、利益集团之间、立法者之间这三个层面上。美国医改需要满足各方资本势力（包括大雇主、商业保险公司、医院、医生、医药公司等）的利益诉求[1]，美国医改历程之所以长达百年，主要是因为整个进程充满各种复杂的争议，人们对改革议案难以达成共识。由于医疗保障涉及每个公民的切身利益，不同的个人和群体都有不同的意见和主张，所以无论哪届政府发动医改、推出方案都会引发多种类、多维度的争议。

关于联邦政府与州政府的责任分担之争。在公共医疗计划中，究竟是联邦政府还是州和地方政府应该承担更多责任始终僵持不下。美国是联邦制国家，在统一的联邦政权基础上，各州有相当广泛的自主权。美国宪法规定了联邦政府权力，一般不经宪法列举的其他权力，均为州政府保留。州的权力主要是处理本州

---

① 肯尼：《医改传奇：从经典到精益：讲述美国弗吉尼亚梅森医院追求完美患者体验的精彩故事》，人民军医出版社 2014 年版。

范围内的事务，国民医疗保障长期被理解为州政府而不是联邦政府的责任。随着美国面临的医疗问题越来越复杂，大多数州政府没有能力、资产以及专门的监管机构来解决，促使联邦政府介入越来越多。随着联邦政府医疗财政赤字增加，联邦政府又希望州和地方政府承担更多责任。

关于政府权限之争。这是由于医疗保障领域的社会属性和经济属性之间的复杂矛盾所致。一方面社会属性又需要政府干预解决市场化产生的弊端，另一方面经济属性要求限制政府干预医疗市场，两者矛盾重重，导致扩大还是限制政府权限的争辩始终不断。医疗保障的社会属性反映在人人都有平等健康权和生命权的社会公平原则上，社会领域的不公平依赖政府承担责任进行修正；经济属性反映在医疗资源配置的供需关系、自由选择、机会均等、公平竞争等市场公平原则上，经济领域的公平依靠市场调节维持，但是美国人对政府干预存有根深蒂固的戒心，对政府主导医改保持着高度警惕。

关于全民保障方式之争。在政府"双 M"计划建立之前建立国家强制医疗保障还是拓展私营医疗保险市场成为 20 世纪 50 年代美国人关注的重点①。全民医疗保障是美国的世纪梦想，到底是扩大公共计划还是扩大私营市场，还是两者兼顾成为美国建立"双 M"计划后医改关注的焦点。

围绕三大争论焦点，三个层面的群体展开激烈争辩，支持改革者和反对改革者的立场大相径庭。在普通民众中不同收入水平群体对政府医改的态度也不同。低收入缺保者支持政府改革，认为现存体制一无是处需要推翻重立新制；中产阶级认为现存医疗体制运作良好只需很少改动；高收入人群却"不关心政府为覆盖无医保人群制订的改革计划，只关心医改影响的税收政策"②，他们认为现存体制优点明显，因为有钱就能享受高水平和高效率的医疗保障，所以无须改革。由雇主提供保险的大多数雇员一部分满意现状反对改革，另一部分希望政府医改提供更多免费保险而支持改革。任何一届在制定或改变现行政策时都不能不考虑公众意见，政策得不到选民支持难以确立。美国的选民政治决定了民众意见与改革立法有一定关系，但民众对医改意见的莫衷一是又增加了政府决策的难度③。

---

① 周博闻、崔健：《美国医疗保障制度公平性与效率性的关系演变分析》，载于《管理世界》2017年第 8 期，第 184 ~ 185 页。

② Staff, Y., 2012：Remedy and Reaction：The Peculiar American Struggle over Health CareReform, Yale：Yale University Press.

③ 汪仕凯：《不平等的民主：20 世纪 70 年代以来美国政治的演变》，载于《世界经济与政治》2016年第 5 期，第 4 ~ 31 页。

二、医疗改革的基本措施

20世纪之前，美国没有私立或公共医疗保险机构和医疗保险项目。在相当长的时间里美国人的医疗费用靠个人、互助或者慈善解决。1912年，在第三届总统竞选纲领中罗斯福提出了全民享有医疗保障的倡议，但因大选落败休议。"大萧条"刺激了20世纪30年代美国私人医疗保险市场的形成。20世纪60年代美国"老龄化"促进了政府公共医疗保险计划的确立。从此，美国医疗体制从单一私有制转变成以私有为主、公共为辅的"双轨"制①，但医疗保障始终未能达到全民覆盖。从1912年罗斯福提出倡议，到当今奥巴马政府通过新医改法案（《患者保护与可承受医疗服务法案》），美国百年步履蹒跚、命途多舛的医改经历了以下几个重要阶段。

（一）美国医改历程的初期

1929年美国爆发经济大危机，医院收入经常因患者人数减少而下降。奉行"放任主义"政策的胡佛政府推动了美国最大的非营利医疗保险组织"蓝十字"和"蓝盾"的成立。"蓝十字"的初衷主要是为提高经济收益和维持既有的病人数量。虽然"双蓝"是社会化低保费计划，但许多陷入"大萧条"困境的民众还是买不起保险，因病致贫成为严重的社会问题。罗斯福就任总统后推行了一系列解决社会问题的"新政"，希望政府主办健康保险计划，设想把医疗保险与失业保险、养老保险一起解决使民众得到良好的、及时的、负担得起的医疗保障。但最终国会通过的《社会保障法》没有涉及医疗保险方面的内容，罗斯福决定暂缓考虑医疗保险问题，他认为大萧条引发的失业救济和养老问题比医疗问题更为棘手。

战后初期杜鲁门总统采取"公平施政"进一步开展"新政"式社会改革，特别呼吁国会通过《社会保障法》修正案，规定医疗保险由联邦政府强制运行，添加医疗保险条款，从而达到全面普及。国会通过《社会保障法》修正案但并未涉及杜鲁门的相关建议。与杜鲁门不同，艾森豪威尔认为，国家医疗计划在根本上是行不通的，因为涉及政府财政问题。他赞成限制政府干涉，让自由市场运行。艾森豪威尔执政期间雇主提供医疗福利逐渐成为就业者医疗保障的主要途径。1954年艾森豪威尔提议国会正式修正《国内收入法》，以免税优惠政策鼓励雇主为雇员提供医疗保险。二战期间，随着美国经济的复苏，人们对医疗服务水

---

① 高芳英：《美国医疗体制改革历程探析》，载于《世界历史》2014年第4期，第75~84页。

平和需求也随之增长，医疗服务提供者也希望进一步提高收入水平和增加病人数量，这些推动了健康维护组织的发展。健康维护组织通过实体（雇主、协会、专业组织）为注册投保者提供综合医疗服务。美国医疗保险改革的重点将是通过合理的机制设计，借助医疗服务需求者的力量，实现对医疗服务提供者的有效控制与激励。

（二）20 世纪六七十年代的美国医改

20 世纪 60 年代，美国"贫富分化"和"老龄化"日益加剧，越来越突出的社会问题表现为私有医疗体制市场化排挤弱势群体。1965 年，国会顺利通过了老年《医疗照顾》和低收入《医疗补助》计划（"双 M"计划），并将此作为《社会保障法》修正案。根据资格审定凡年满 65 岁及以上的老人，80% 的医疗费用由联邦政府筹资承担；《医疗补助》计划由联邦政府和州政府联合筹资提供的津贴足够为有资格得到政府帮助的穷人支付医生账单。虽然这两项政府公共计划立法是全民医疗体制的缩小版，涵盖人群还不足 20%，但作为私有医疗体制的补充弥补了市场化产生的漏洞，使美国医疗体制成为公私"双轨"制，医疗保障覆盖率逐步上升到 85% 左右。医改取得了局部性突破。政府"双 M"计划并没有直接覆盖全民，主要原因是这项政府计划颁布之初没有制定费用控制内容，许多人担忧以此为蓝本扩大到全民必然带来严重的财政问题。1973 年，美国国会通过健康维护组织（HMO）法案，为推动健康维护组织发展，政府提供启动资金，并要求大公司必须将健康维护组织作为员工医疗保险的备选之一。在各方的支持下，管理医疗得到了快速发展。1982 年，美国国会通过税收公平与财税责任法（TaxEquity and Fiscal Responsibility Act of 1982，TEFRA），鼓励管理医疗组织与医疗资助计划等签订合约。

管理医疗的兴起是私立医疗保险机构出于利润最大化和加强竞争力而自发推进的一种组织和制度创新，是市场主体顺应市场竞争的结果。管理医疗组织运行取得的良好市场效果，也充分证明市场机制的作用。管理医疗是将医疗保险中的付费者和医疗服务提供者合二为一，通过各种形式实现一体化。作为管理医疗的组织载体，它主要包括健康维护者组织（Health Maintenance Organization，HMO）、优惠提供者组织（Preferred Provider Organization，PPO）、计点服务计划（Point-of-service Plan）等。在这些组织中，参保人的自由择医权利受到限制，只能到指定的医疗机构就医，否则费用自负；参保人能够获得相对于其他非管理医疗组织更低的医疗服务。医疗服务提供者和组织的合作关系形式多样，或者成为组织的雇员，或者是组织的协议合作伙伴。总之，它将被要求以低价格提供医疗服务，并获得稳定的患者来源。组织将对医疗服务者实行严格的医疗服务使用审核，直接控制其医疗费用。美国的改革是通过限制参保人的选择权利，尤其是自由择医的权利，以增强需求者群体在医疗服务谈判中的地位；通过结盟或兼并等方式，将医疗服务提供者拉上医疗保险商的战车，参与市场竞争。在此过程中，美国政府扮演着支持和推动创新的作用，对于管理医疗的推广和快速发展，给予了大力支持。

（三）克林顿政府"一揽子"全面改革失败

20世纪90年代美国进入"新经济"时代，实现全民覆盖的医改特别引人关注，90%的美国人认为医疗体制需要重建。医改的政治基础、社会条件都十分有利。克林顿上任之初顺势提出了"一揽子"医改计划希望政府承担更多责任，建立覆盖全民、合理收费、高质量多选择的医疗体制[①]。1993年10月，克林顿向国会提交了长达1342页的医改方案，构建中间型、成本有效控制的国家管理模式，保留个人选择和私人保险，政府、企业与医疗服务提供者之间建立负责任的合作伙伴关系，根据方案受保人口将增加到95%。但由于克林顿全面改革方案牵涉到社会方方面面的利益，医改方案又冗长、法律用语晦涩难懂，因此大多数人不是因为利益问题，就是因为不理解方案内涵而因此使得质疑之声越来越多，尤其是共和党在国会坚决封杀克林顿方案导致克林顿医改惨败。

截至1993年，已有近70%的医疗保险参保人选择了管理医疗组织。由于管理医疗在控制成本和提高服务质量方面的卓越表现，这种形式也开始逐步进入公共医疗保障体系。据统计，1986~1997年，医疗资助计划参保人选择管理医疗的人数从100万人飙升至600万人。1994年克林顿的全民免费医疗改革失败之后，近年来美国州级政府开始扛起了改革的大旗。不过，与欧式体制不同，这些州政府试图找到与市场兼容的全民医疗，比如，强制10人以上公司的雇主给雇员买保险，规定有条件的公民必须购买医保，否则扣押州税返还等。管理医疗也获得了更多民众的支持，据2006年10月美国一份民意调查显示，74%的受访者认为，应该鼓励商业保险和管理医疗计划与传统的公共医疗保障体系进行竞争。2006年4月，麻省成为第一个通过"全州普及医保"的州，加利福尼亚、佛蒙特、夏威夷等也在探路之中。

（四）奥巴马政府综合改革初步成功

21世纪美国无保障人数又增至4500万人，而且快速增长的医疗费用正吞噬

---

① 秦斌祥：《克林顿的医疗改革》，载于《美国研究》1994年第4期，第23~38页。

教育、公共安全、环境、基础设施建设等其他公共优先项目的经费，2009 年奥巴马上任后重启医改。奥巴马政府充分吸取历史教训，在制订、审议、表决医改方案过程中，原则问题上力排众议，枝节问题上妥协调和，保证民主党内统一，顶住共和党在国会参众两院设置的障碍，于 2010 年 3 月通过了包括扩大覆盖面和控制医疗费用等综合内容的新医改法案，即《患者保护与平价医疗法案》（Patient Protection and Affordable Care Act，PPACA）。新法案规定[1]，所有条款从 2014 年开始逐步实施，到 2018 年全部到位。新法案让已参保人得到更稳定优质的医疗服务；对于无保人群，通过建立交易市场，让他们在付得起的范围内选择保险项目；对无力为雇员参保的小企业减税；老年人和低收入者继续享受政府"双 M"计划。政府将加强对医疗费用的控制和监督，缓解个人、家庭、企业和政府因医疗问题带来的开支猛增的矛盾。

（五）特朗普反对平价医疗法案

目前特朗普尚未具体公布未来医疗改革的方案，上任后签署的一系列命令只是为了向选民兑现竞选的承诺，撤销奥巴马平价医疗法案只是其中之一。在特朗普与奥巴马白宫会晤后，有两点得到了同意和承诺。一是继续制止医疗保险机构对已有疾病者拒绝投保，并誓言"人人要有保险"（insurance for everybody）；二是同意儿童可随其父母参保到 26 岁。总的来说，2017 年 1 月 31 日最后参保日期以后，美国将不再强制个人参保或企业投保，即使不参保也不会被罚款，对保险市场是一个很大的打击。联邦和各州的保险交换机构将继续运行到 2018 年，但参保者不会再得到联邦政府的补助。

三、医疗改革的经验借鉴

美国医疗以市场为主导，主要通过私人医疗保险解决医疗保障问题。坚持市场主导的前提下，理顺和完善市场机制。政府只负责特殊人群的医疗保障，很少插手医疗服务事务。这种模式的主要问题是医疗保险覆盖面比较低。此外，医疗保障费用开支巨大，公平性较差。由于这种模式本身已经是高度竞争性、市场化的体制，因此改革重点在于融入更多的管理和计划的成分。例如，美国出现的各种管理医疗组织，自发约束和控制费用上升；同时，不断扩大对社会相关群体的医疗覆盖，尝试建立覆盖全国公民的医疗保险网络。这种制度类型下，参保人的

---

[1] 徐彤武：《奥巴马政府的医疗改革及其前景》，载于《美国研究》2010 年第 1 期，第 7~32 页。

选择空间最大，不同类型的参与主体围绕参保人展开竞争①，但竞争的方向主要集中在风险选择方面，政府介入有限，无法保证制度的公平性。因此，从"选择性＋竞争性"的供给侧视角，可将其归为（高度选择性、高度竞争性）类型。美国高度竞争性和市场化的医疗市场，所出现的看病贵、未覆盖面较大的问题，表面上看是医疗市场过度竞争、政府的介入力度不够导致的。而实质上，恰恰是市场机制作用发挥不充分和市场竞争缺乏合理引导的结果。医疗服务提供商则处于相对竞争不足的状态，其根本原因在于医疗服务的供给者和需求者之间缺乏有效的制约机制，从而无法将医疗服务质量与价格和医疗服务需求联系起来。因此，美国医疗制度改革的核心思路是在坚持市场主导的前提下，通过引入管理和计划，理顺和完善市场机制、充分发挥供需双方平等竞争对市场的导向作用，从而实现医疗服务价格下降、效率提升。

（一）推动支持管理医疗的发展

（1）通过限制参保人自由择医权利，为医疗服务供给竞争提供动力。在传统的医疗保险组织中，参保人具有自由选择医生和医疗机构的权利，这也曾被视为美国医保制度的特色之一。但参保人的自由择医权利和医疗保障的第三方支付制度结合起来，造成参保人在初级医疗服务医生、门诊诊所、专科医生及医院之间选择错位，各种医疗需求都涌向专科医生和专业医院，为医疗费用飞涨推波助澜。此外，参保人自由择医的分散决策机制，也无法形成对医疗服务提供者的约束。针对这些情况，管理医疗对参保人自由选择权利作了限制，利用合同条款或初级医疗通科医生制度，对参保人就医行为进行了制度规范。管理医疗组织集中代为行使参保人的就医选择权，为其与医疗服务提供者之间的价格谈判提供了足够的筹码，最终通过一体化的形式，为医疗费用控制提供了有效的制约机制。实质上，以参保人选择权换取医疗服务费用下降，二者并非简单的交换关系。一方面，参保人以放弃部分自由择医权利为代价，换来新的医疗保险组织的出现，这实际上增加了参保人在各类医疗保险组织中选择的空间；另一方面，管理医疗组织和传统医疗保险公司的竞争，也将推动整个医疗服务市场价格的下降，换来的是参保人群体的医疗服务支出下降，以及其医疗保障福利的提升。

（2）通过医疗保险供给和服务供给的一体化，创新了医疗保险组织形式。和传统医疗保险不同，管理医疗创新了医疗保险机构和医疗服务提供者的关系，通过结盟或合并形式实现了二者之间的一体化，最终将医疗服务机构纳入管理医疗

---

① 赵德余：《政策制定中多源流因素交互作用机制及其动态不稳定性——美国新一轮医疗卫生改革的经验》，载于《经济社会体制比较》2012年第4期，第44～55页。

与传统医疗保险公司之间的竞争中。这种新的组织形式，实质性地降低了医疗服务费用，为参保人提供了新的选择。同时，它也作为医疗保险市场新的竞争主体，通过与传统医疗保险公司竞争参保人，推动医疗费用下降和医疗服务提升。

（3）通过管理医疗的竞争参与，推动医疗保险商从风险选择转向服务与价格竞争。在传统的医疗保险市场竞争中，如何有效衡量参保人风险、选择优质参保人是医疗保险公司的竞争焦点。管理医疗组织通过预付定额支出的方式，实现了竞争重点的转移。其主要精力集中在基本服务包的设计，以及服务质量和服务价格的平衡方面。竞争机制的作用推动整个医疗保险市场竞争转型，提升竞争层次，并使医疗保险的可及性得到提升。

（二）医院绩效评价和绩效监控领域的领导者

美国作为最早开展医院绩效评价的国家之一。美国医院的公私营融资和交付安排混合，被许多专家视为绩效评价和绩效监控领域的领导者。到目前为止，这些努力的大部分集中在制定临床医生和医院中使用的性能指标[1]。美国技术评价处（OTA）将医院的医疗卫生服务质量作为医院绩效评价的主要内容。汤森路透百强医院运用平衡计分卡的方法评出绩效水平最高的医院，指标体系包括患者评价、运行效率、医疗服务质量等多个维度的十项内容[2]。美国公立医院评价主要采用的是第三方机构评价模式，绩效评价组织有卫生组织认证联合委员会（JCA-HO）、美国质量保证委员会（NCQA）等机构[3]。

（1）卫生组织认证联合委员会（JCAHO）。卫生组织认证联合委员会是最早的认证组织之一。认证组织制定了代表行业或供应商类型的最佳实践的标准，传统上关注医疗服务的质量保证。自1980年代中期以来，私营部门一直是绩效衡量和管理趋势的驱动力，私营部门包括医疗服务提供者、管理医疗服务组织、保险公司、认证组织和消费者团体等。私营部门活动的大部分创新都是由医疗保健组织联合委员会等认证机构和雇主以大雇主采购网络的形式牵头的。

（2）美国质量保证委员会（NCQA）。美国质量保证委员会的一套HEDIS指标目前处于第三版，其中包含60多项绩效指标，涵盖医院资质、医疗服务、财务管理、患者满意度等。

---

① Handler, A., Issel, M. and Turnock, B., 2017: A conceptual Framework to Measure Performance of the Public Health System, American Journal of Public Health, Vol. 91, No. 8.

② 格劳班、张国萍：《精益医院：世界最佳医院管理实践》，机械工业出版社2014年版。

③ 苏海军、姚岚：《美国公共卫生绩效评价的发展及经验启示》，载于《中国卫生经济》2010年第11期，第76~77页。

（3）美国问责基金会（FAAC）。美国问责基金会的主要任务是使购买者和消费者做出知情选择。问责基金会创建了基于常见和昂贵的条件的指标，重点关注健康结果。

（4）美国医疗保险融资管理局（HCFA）。20世纪80年代，美国医疗保险融资管理局公布了国家风险调整后的医院死亡率，将绩效评估信息公开。虽然最终在1993年被美国医疗保险融资管理局终止，但激发了国家医院死亡率项目通过衡量成果来评估绩效。1985年，七所马里兰州医院自愿开始探索住院治疗指标。此后，在开发两套住院和门诊护理指标后，开始开发四套新指标：儿科护理，长期护理，精神护理和护理过程指标，超过1000家医院正在参与该项目。与其他州建立的指标不同，马里兰的指标主要用于内部医院使用，用于发现护理过程中的问题和缺点。1990年，美国医疗保险融资管理局开始采用一些私营部门风格的绩效衡量标准，特别是在政府计划中出现了更多的管理医疗安排。

例如，美国医疗保险融资管理局要求所有Medicare管理医疗组织报告时使用HEDIS数据集中的指标；而各州可以选择使用HEDIS监测其Medicaid计划的绩效。作为该计划的一部分，美国医疗保险融资管理局还要求对Medicare HEDIS数据进行审核，以获取有关数据优势和弱点的详细洞察，确定需要改进的领域。1992年，美国医疗保险融资管理局与同行审查组织合作启动了卫生保健质量改进项目，努力改进对质量指标的开发和使用的关注。

（5）美国卫生保健研究和质量机构（AHRQ）。卫生保健研究和质量机构主要侧重于发展绩效衡量。美国卫生保健研究和质量机构负责编写并向全国提供关于保健质量的年度报告。美国卫生保健研究与质量中心执行开发国家医疗服务质量报告项目。医疗服务质量报告项目将包括一系列广泛的绩效测量，将用于监测国家在改善医疗质量方面的进展。希望医疗服务质量报告项目将服务用于多个目的，例如，提供具体证据，提高目标改进领域的有效性；记录医疗质量是否稳定，改善医疗服务质量；提供特定国家，卫生机构可用于比较其绩效的国家基准。美国卫生保健研究和质量机构还负责编制关于卫生保健提供差异的年度报告。

第二节　英国医改及其逻辑

一、医疗改革的焦点问题

依据英国1942年发布的《贝弗利奇报告》，英国建立了医疗服务体系指导原则。英国的医疗服务体系建立的基本原则体现在三个方面：一是普遍性原则，即医疗服务应满足全体居民不同的医疗服务需求；二是统一原则，即医疗保险的待遇支付、缴费标准、行政管理需统一；三是权利义务对等原则，医疗服务必须满足全体居民不同的医疗服务需求，接受医疗服务必须以劳动和缴纳保险费为条件。在《贝弗利奇报告》的基础上，英国政府在1948年发布了《医疗保险白皮书》，提出制定国民健康服务法案、国民救济法、国民保险法案等。英国医疗服务体系（NHS）并不完美，它在长年的运营之下也显现出诸多弊端。

（一）民众等候时间过长

其中最让民众不满的有时急诊要等数小时、看全科医生（GPs）要等几天、预约手术要等数月，这其中不免有媒体或者对英国医疗不满民众的"添油加醋"，但这样的新闻或多或少是真实案例的投射。英国民众已经习惯于排队就医，因为这就是公平性的体现，享受免费医疗只能排队，否则就只能自费去私立医疗机构就诊。

（二）医疗开支偏大

这对英国所有的纳税人和在英国有居住权的人实行的免费医疗对于政府绝对是一笔不小的开销。面对近乎免费的医疗服务，鲜有民众能抵挡得住这种诱惑，一些可有可无的医疗需求也都因免费而被激发出来，过度的医疗需求在所难免。医疗服务需求的非理性增长最终使得医疗服务费用的增长有些失控。数据显示：1975年英国医疗服务体系开支占GDP的3.8%，1995年是5.7%，2003年达到7.7%。根据英国医疗服务体系统计，1985年以来，英国医疗费用呈现大幅度上升趋势，政府财政压力持续增加。1990～1991年英国政府用于NHS的费用占政府总支出的10.34%，总开支为230亿英镑；1993～1994年用于NHS的费用占政府总支出的12.25%，总开支达到了299亿英镑，远远高于预期的支出标准。面对英国医疗服务体系日益增加的财政支出，以及为维持英国医疗服务体系运行的高税收造成了民众的不满，使英国政府遇到了前所未有的挑战，导致越来越多的人转而依靠私人开业医生、私人健康保险、私人医院等。

英国下一步的医疗改革目标就是要突破英国医疗服务体系当下的两大关口：效率低下和医疗服务质量。效率低下自然是要鞭策医生们多工作，而医疗服务质量却不能总用加大投入来解决。因为以往的医疗机制资金投入已接近极限，再加大投入只会让人觉得不切实际，但减少投入又会背离民众意愿，因而只能节流，通过优化资金配置来减少浪费而将医疗费用花在刀刃上。从表面上看，改革之前的英国全民医疗保险体系面临的主要问题是医疗服务质量和效率低下。而反映出的根本问题在于医疗保险体系中医疗设施、医疗服务提供和医疗服务购买高度集中于国家，由此形成庞大而复杂的等级化体系，由于缺乏激励机制、竞争机制，再加之官僚成本高昂，最终导致体系运行效率低下的结局。由此可见，创建内部市场、推动市场主体参与、形成市场机制，正是英国全民医疗保险体系改革的核心所在。

二、医疗改革的基本措施

天下有免费的医疗吗？"英国医疗模式"的国民健康全体公民享受免费医疗。英国国民健康服务部门传统上是一个传统的以政府导向为基础的制度，主要依靠政府提供融资，提供公共卫生服务和监管。然而仔细观察，可以发现虽然系统保留了大部分这些功能，但在内部发生了显著水平偏移。可以说，在英国引进内部市场并没有带动以国家替代为主要监管机构；然而，它形成部分受到 NHS 信任的自我调节空间。

英国公立医院由政府投资创建并依靠财政税收维持运转，英国公立医院绩效评价和医院筹资挂钩，具有内在激励机制①。因此，大部分医疗服务的管理比澳大利亚和加拿大卫生系统的公共资助部分更集中②。英国全科医生是独立的从业人员，但几乎所有人都与英国医疗服务体系签订合同。自 1983 年以来，英国经历了近二十年来在医疗制度的一系列改革，主要分为以下三个阶段。

（一）1983～1990 年

20 世纪 80 年代，英国医疗服务体系的医院服务由卫生部通过区域和区卫生当局（RHAs 和 DHAs）直接管理。统一指挥的行政长官取代了"协商一致的管理"（管理层之间的协议、管理人员、高级临床医生和高级护士）。为支持这些改革，英国于 1983 年集中制定了一套"业绩指标"，大多数指标来自现有的行政统计数据，其中包括医院活动、住院时间等成本指标。英国这种医疗体制的缺点是：由于公立医院的完全垄断，竞争的缺乏，导致了医疗供给效率低下，服务质量差，引起广大民众的强烈不满。同时，由于价格失灵造成资源配置的调节滞后，不能及时响应顾客需求，导致患者看病等待时间加长，尤其是住院手术需排长队等候，体现出一种对大多数人的变相的不公平。为改变上述弊端，英国从 1990 年开始医疗卫生改革，主要是尝试将原有模式中医疗服务提供者和购

---

① Stevens, S., 2004: Reform Strategies for the English NHS. Health Affairs, Vol. 23, No. 3.

② Chang, L. C., 2009: The Impact of Political Interests upon the Formulation of Performance Measurements: The NHS Star Rating System, Financial Accountability & Management, Vol. 25, No. 2.

买者角色重合的结构进行分离，引入内部市场或公共合同，形成医院之间的相互竞争。

（二）1991 ~ 1996 年

1991 年，英国对国家医疗服务进行了重大改革，其中包括医疗服务的筹资、购买和提供的分离——公共集成的解构。

一是高度集中的医疗保险筹资走向分散化、分权化。医疗服务的筹资者从原来单一的英国医疗服务体系变成了地方化、分权化的卫生局。

二是医疗服务购买全部外包给多元主体。这个多元的购买者由区卫生局（DHAs）、全科医生基金持有者（GP Fundholders）、家庭医疗卫生局（FHSAs）等组成。其中，全科医生基金持有者是新引进的，是那些能够提供各种大量初级服务、有经验的全科医生的联合体，可以从区卫生局获得基金。

三是医疗服务提供者的独立性增强。一方面，原有的公立医院保留公立身份，与政府卫生部门脱钩，成为独立核算、自我管理与经营的国有自治组织。为增强市场竞争能力，降低交易成本，医院、救护车队、社区医疗服务机构等结成全民医疗服务联合体（NHS Trusts）。另一方面，全科医生被赋予更大的职责，在继续为参保人提供初级医疗服务的基础上，可结成全科医生联合体；当签约参保人达到 5000 人以上时，可成为全科医生基金持有者，获得医疗服务购买者地位，代参保人选择购买医院专科服务。全科医生基金持有人可以自愿预留购买选定的医院服务和改革区卫生当局购买剩余的服务。采购将通过年度服务合同进行，这允许为医院服务设定绩效目标。这个想法是在新的"内部市场"，医院将在价格和质量上竞争公共资金。

同时，区域及分区卫生当局仍由卫生署直接管理，并可提供规划和服务表现指标予以考虑。在这些改革之后不久，政府首次根据上述效率指数，提出了医院和社区卫生服务每年提高"效率"的目标。此外，还引入了"患者宪章"，其中包括非紧急手术等待时间的目标等。例如，目的是确保将来没有患者在非紧急手术中等待两年以上。对国家效率指数的回顾性分析表明，改革后医院的效率得到进一步改善。

在公共集成模式解构之后，英国在医疗服务购买者与提供者之间引入契约化安排，通过赋予参保人选择的权利，引入竞争机制。在明确参与主体的独立地位和职责之后，医保体系将在竞争中运行：参保人拥有自由选择全科医生的权利，为整个竞争机制注入运行动力；全科医生之间通过提高服务质量和效率竞争参保人，竞争能力强的全科医生还可以获得医疗服务购买者的资格；由医院为主组成的全民医疗服务联合体作为医疗服务的提供者，必须通过相互间的竞争、赢得与服务购买者（区卫生局和全科医生基金持有者）的服务合同，获得运营和补偿资金。由此，通过将购买与提供相分离，形成了一个全科医生、医院等服务提供者相互竞争，争取参保人、赢得合同的内部市场竞争机制。英国以提高效率、提升服务为目的的内部市场改革成效显著。一是内部市场改革带来了卫生部门效率提升。据统计改革之前的十年间，卫生部门的效率增长率为1.5%，改革之后的四年间，卫生部门的效率增长率达到了2.5%，加快了1个百分点。二是内部市场改革带来了服务质量的提升。以平均住院时间来看，据统计，1990年平均住院时间为15.6天，1995年下降为5.7天；以平均等待住院时间看，1988年为9个月，1996年为5个月。

（三）1997年至今

英国引入内部市场的改革，走出了全民医保制度运行市场参与的第一步，并取得了较好的效果。在此背景下，英国社会和民众对市场参与的认同度逐渐提高，并期待继续深入推进市场参与，进一步提升制度运行效率。为此，2010年7月，英国卫生部发布《平等与卓越：解放国民健康系统》（Equity and excellence：Liberating the NHS）的白皮书。2011年1月19日，英国政府向国会提交了新的《健康和社会保健法》草案，政府继续引导推动全民医保体系改革。此次改革的主要方向是减少政府在卫生管理中的职责，鼓励私营机构的参与，同时赋予全科医生更大权利。改革的目标是进一步提高医疗保险制度的运行效率，以及降低管理开支。据估计，法案的实施将使英国医疗服务体系每年节省开支17亿英镑，同时减少英国医疗服务体系内管理岗位的雇员数量。根据英国政府提交的《健康和社会保健法》草案，改革的主要措施有两点。

（1）全科医生被赋予更大权利，并深入参与医疗保险管理。英国将撤销151家初级卫生保健信托机构（Primary Care Trusts），成立家庭医生联盟。由全科医生和新组建的全科医生联盟负责为患者安排就诊医疗机构，决定近80%的卫生预算的使用。由此，全科医生被赋予更大的权利，参与医疗保险管理中，以提高医疗服务水平。

（2）引入私营部门，强化医疗服务提供者的竞争。改革方案规定，私营医疗机构、志愿者组织将能够与国家服务体系定点医院一样在英国医疗服务体系内提供医疗服务。这将进一步开放全民医疗保险服务体系，为参保人和医疗服务购买者提供更多选择，并进一步加强医疗服务提供者之间的竞争，提高医疗服务质量和效率。

1997～2010 年，英国医疗服务体系预算支出的年平均实际增长率高达5.7%①。经过测算发现，2011～2013 年，英国满足国民日益增长的医疗需求所需资金，和实际可获得资金之间的差额高达 150 亿～200 亿英镑，而 2010 年的实际预算才 1000 亿英镑；为解决这个资金缺口带来的问题，每年至少需要提高运营效率 4%～5%。卡梅伦的政策主要有五点：第一，将病人和公众放在首位，推进将病人置于医疗服务体系的核心地位，使病人拥有更多的控制和选择能力，病人对自身的健康保健做出决策。第二，医院绩效考核更加注重服务质量，提高健康保健的产出水平，基于循证管理和临床信用对医疗服务体系进行质询；确保病人安全放在所有事情的首位；国家临床卓越中心改进的质量标准会告知所有医疗服务体系保健和委托支付系统，检查将以必要的质量标准为基准；通过新药评估支付药品公司，确保病人更好地获得有效药品；通过透明、广泛和稳定的支付系统使资金跟随病人。第三，赋予医卫技术人员更多自治权，强调推动医疗服务的责任、自治和民主法治。第四，精简机构，减少英国医疗服务体系的管理层级，提高行政效率。医疗服务体系需要节约临床一线服务的再投资，满足当期财政挑战和将来人口结构和医疗技术改变产生的成本。第五，增强地方政府促进居民健康的责任。前四点政策无疑都是进一步给患者和医院松绑，进一步发挥竞争在政府购买服务中的作用。在 2015 年 5 月的大选中保守党获得过半数的选票，卡梅伦的连任表明英国选民对他市场化医改政策是支持的②。

三、医疗改革的经验借鉴

在英国全民医疗保障模式中，政府直接参与医疗服务提供，对医疗服务资源和设备拥有控制权；参保人的选择受到严格限制。全民医疗保障模式以全体公民为医疗保障的对象，拥有较高的医疗保障覆盖面。但是由于政府全民参与医疗保障的各个环节，缺乏市场机制的作用③，致使这类模式的医疗服务提供效率较低、医疗服务质量较差，这也成为改革的重点。由于全民医疗保障模式中的计划和管理因素较强，因此市场参与的目的在于推动市场竞争。例如，医疗服务提供方面引入商业组织，并推动公立医疗机构走向民营化和法人化，通过商业组织的管理

---

① 詹国彬、王雁红：《英国 NHS 改革对我国的启示》，载于《南京社会科学》2010 年第 9 期，第 36～42 页。

② 杨红燕、吕幸、张浩：《英国 NHS 最新医改政策评析》，载于《湖北社会科学》2015 年第 10 期，第 43～47 页。

③ 方易：《英国医疗保健领域中的公私伙伴关系：模式检视与政策启示》，载于《中国行政管理》2016 年第 6 期，第 137～144 页。

机制推动效率提升。这种制度类型下，参保人的选择空间较小，全民医疗服务参与主体的整合度较高，参与主体的竞争性较弱。因此，从"选择性＋竞争性"的供给侧视角，可将其归为（低度选择性，低度竞争性）类型。

（一）英国医疗服务体系以病人和公众为核心

其注重质量、安全和信息，形成了卫生部、卫生战略署和基层卫生保健托管局的三层管理职级。其中通过全科医生、牙医、眼科医生、药剂师、便捷中心、热线提供初级卫生保健，通过急诊中心、救护托管中心、托管局、精神卫生托管局、社会救助托管局等提供二级卫生保健①。英国医疗服务体系保障了英国全体公民平等就医的权利，并且用相对较低的支出水平取得了与其他发达国家类似或者甚至更好的健康效果，受到了英国国民的广泛认可。

（二）英国认识到对效率指数的批评

英国认识到对效率指数的批评，应采用更广泛的方法，包括新的重视质量。特别地提出了各种临床效果和结果测量，并且通过定期的"患者和用户体验调查"首次在全国范围内测量患者体验。绩效在六个领域进行衡量：健康改善、公平准入、有效提供适当的卫生、英国医疗服务体系护理的健康结果、英国医疗服务体系护理的效率②。2004 年，英国使用侧重于服务效率和医疗质量的卫生服务质量与结果框架来考核 NHS 绩效。英国卫生服务质量与结果框架遵循以下基本原则：有侧重地对医生和患者进行奖励；为初级卫生保健提供相关依据；关注重要的健康问题。英国医疗服务体系重视医院的服务水平的评审，并制定了 21 项指标，按照指标达成情况分为三星级、二星级、一星级医院。英国定期在卫生部出版物上公布星级评定结果，使英国公立医院绩效评价的结果公开透明。

第三节　德国医改及其逻辑

一、医疗改革的焦点问题

德国是世界上第一个建立社会医疗保险制度的国家，《疾病保险法》于 1883

---

① 赵大海、陆露露：《政府与市场：英美两国基层医疗卫生系统改革进程对我国的启示》，载于《浙江大学学报：人文社会科学版》2017 年第 4 期，第 176～184 页。

② 付明卫、朱恒鹏、夏雨青：《英国国家卫生保健体系改革及其对中国的启示》，载于《国际经济评论》2016 年第 1 期，第 70～89 页。

年诞生在德国。德国实行的是一种强制性的、以社会法定的保险为主、辅之以商业保险的医疗保险制度①。从 1883 年德国颁布《疾病保险法》至今，医疗保障制度经过多次变革，体系不断完善，从最初只在部分地区的矿工中实施，逐步扩展到今天几乎是全民都享有医疗保险②。德国法定医疗保险服务的范围和内容非常广泛，几乎涵盖所有医疗服务项目。德国的医疗保险主要由两大体系构成：一是法定保险，约 90% 的人口参保；二是私人保险，约 8% 的人口参保。另外，还有约 2% 的人口，主要是公务员由政府负责其医疗保健服务。参加法定保险的被保险人（包括其家属和未成年人）在患病时，不管其当时经济状况如何，都可以得到及时、免费或几乎免费的治疗，就诊时一般无须支付现金。同时，患者有权自由选择开业医师和专科医师，并可在开业医师的指导下，在一定范围内选择住院的医院。在德国，公民不管参保哪一个医疗保险基金组织，都能享受法定医疗保险服务。这种模式的特点主要表现为：法定保险（强制）为主，私人保险（自愿）为辅；筹资讲究公平，支付追求效益；鼓励多元竞争，强调自我管理。

德国医疗保障制度解决了民众工伤、疾病等生存性风险以及因病致贫问题，提高了民众生活质量，使得人均寿命不断延长，为德国经济建设提供了健康的劳动力，增强了德国民众的凝聚力，因而成为很多国家的仿效对象。然而，20 世纪 80 年代以来，这种广覆盖、高福利、强制型、几乎免费的医疗保障制度也存在着两大难题：第一，医疗费用的过快增长使得政府背上沉重的财政负担；第二，重治疗轻预防，医生权利过大、收入过高，从而产生医疗消费的不合理。对此，德国也进行了相应的改革。在德国，医院的收入主要通过政府投资和为疾病基金委员会提供服务取得，但随着政府投资的减少，医院的收入更多地依赖于其服务收入，这往往导致医疗费用的上涨③。同时，由于传统的德国强制性健康保险中只强调第三方的职责，这更加剧了医疗费用的上涨。对于德国的社会医疗保险制度而言，政府的管理和计划性色彩虽然不如英国的全民医疗强烈，但是比美国的竞争性、市场化体系要强一些④。因此，德国改革的重点放到了推动市场竞争上。

---

① 张桂林、李长明：《德国与日本的医疗保障制度改革》，载于《经济管理》2001 年第 17 期，第 75～76 页。

② 高连克：《德国医疗保障制度变迁及其启示》，载于《社会科学辑刊》2005 年第 6 期，第 58～62 页。

③ 隋学礼：《互助原则还是竞争机制？——艰难的德国医疗制度改革》，载于《经济社会体制比较》2012 年 4 期，第 56～66 页。

④ 郭小沙：《德国医疗卫生体制改革及欧美医疗保障体制比较——对中国建立全面医疗保障体制的借鉴意义》，载于《德国研究》2007 年第 3 期，第 31～36 页。

二、医疗改革的基本措施

尽管德国的医疗卫生服务体系比较完善，但近些年来仍然一直在不断推行各项改革。在 1989 年的改革中，赋予特定收入水平以上的蓝领工人自由选择和退出疾病保险机构的权利。在 2006 年德国医保改革之前，由于地区和行业的差异，法定疾病保险机构之间保费水平差异较大，同时法定疾病保险机构之间的保险保障项目基本趋同，这就构成了不同类型机构之间的壁垒，增加了相互竞争的难度。为此，在 1993 年的改革中，德国在法定疾病保险机构中引入风险结构平衡机制。将全国的法定疾病保险机构分为东部和西部区域，然后对每个区域内机构的参保人进行风险整体评估，从参保人的性别、收入、年龄及家庭负担等因素考察整个机构的风险，并按照风险高低进行排序。最后，从风险较低的机构提取一部分资金对风险高的机构进行补偿，从而使机构所承保风险与形成的医疗保险基金相匹配。

在 1993 年的《医疗服务结构法案》（Gesundheits Struktur Gesrtz，GSG）中，将拥有选择权的参保人范围进一步扩大，允许一般参保人每年变更一次疾病保险机构（从 1996 年起）。所有普通地方疾病保险机构都有义务接受每一位申请者，企业性质和行业性质的疾病保险机构自行决定准入条件。在 1996 年的改革中，法定疾病保险机构引入商业医疗保险管理办法，允许参保人在"无赔付返还"、起付线、比例共付等措施中自由选择，增加了制度的灵活性。德国政府在 20 世纪 90 年代后期出台了一系列改革措施，比如，改进付款方式、推进门诊治疗、削减住院天数等，来控制一定的医疗费用的开支①。德国在 2004 年、2006 年、2007 年、2011 年、2012 年、2013 年进行了几次比较重大的医疗改革。其医疗改革的基本目标包括减少政府财政支出、强化医疗服务提供者的竞争、提高医疗服务质量与效率、减少医疗服务的不平等性等。

（一）2004 年医改

减少法定医保基金赤字。由于法定医疗保险基金赤字严重，法定医疗保险费率不断增加，从 2001 年占总工资的 13.5% 到 2003 年占总工资 14.3%，再加上医疗服务效率与质量问题，德国在 2004 年 1 月 1 日正式实施《法定医疗保险现代化法》。2004 年医改措施主要包括：减少成本或转移费用，减少法定医疗保险受益项目，对于药品部门的费用进行控制，设立联邦联合委员会，增强病人的个人

---

① 解亚红：《西方国家医疗卫生改革的五大趋势——以英国、美国和德国为例》，载于《中国行政管理》2006 年第 5 期，第 109～112 页。

权利与集体权利，重组较小的地区法定医疗保险医师协会并要求所有协会配备全职经理等。通过这次医疗改革，德国医疗保险费率降低，从 2003 年占总工资的 14.3% 降到了 2006 年占总工资的 13%，而且医疗保险开支也有所降低，许多法定医疗保险基金开始扭亏为盈①。

（二）2006 年医改

在法定疾病保险机构为参保人提供多种收费标准、合同类型和服务供给形式。这些不同的收费标准是疾病保险机构根据投保人的偏好制定的。私人保险机构被要求提供和法定疾病保险待遇类似、保费不超过法定医保标准的基本医疗保险项目，同时要求商业保险机构不得拒保，不能收取额外风险附加保费。这些规定为参保人在公私保险机构间选择提供了前提条件。在 2006 年的改革中，德国在风险结构平衡的基础上，考虑参保人患病因素的影响，引入以疾病为导向风险结构平衡制度。在对法定疾病保险机构进行参保人风险评估时，以是否患指定疾病作为增减疾病基金的重要依据，充分考虑参保人患病率的差异对医疗支出的影响，确保疾病保险基金在各法定疾病保险机构之间公平分配。这种评估机制基本消除了机构之间的风险差异，为机构竞争提供了公平的起点，并能够避免竞争参保人过程中进行风险选择，有助于引导机构将竞争重点放在改善服务上面。

（三）2007 年医改

以 2007 年 4 月 1 日实施的《法定医疗保险强化竞争法》为标志，德国开始了新一轮医改。德国总理默克尔表示，通过医疗系统的结构性改革，国家将会节省大量资金。2007 年医改措施主要包括：增加法定医疗保险服务目录，更多、更新的医疗服务形式出现在法定医疗保险的服务目录中；设立健康基金，医疗保险费由疾病基金负责收取，并最终统一交到健康基金即"中央再分配池"；确立医疗保险普遍义务，采用标准化保险费率；建立风险结构平衡机制；调整风险结构补偿方案，建立了风险结构补偿机制。另外，《法定医疗保险强化竞争法》扩大了联邦联合委员会的监管职权，在质量保证、专业的门诊护理、免疫接种等方面，联邦联合委员会具有监管权。德国 2007 年的医疗改革既强调效率，也强调公平，不仅减轻了国家对疾病基金的财政投入负担，强化了疾病基金之间的竞争，而且保障了少数患有严重、慢性、疑难疾病的病人的权利。德国于 2009 年 1 月 1 日正式引入卫生基金模式为法定疾病保险筹资，以强制性医保缴费和政府税收为资金来源。由卫生基金根据承保人数、参保人风险特征向法定疾病保险机构

---

① 周毅：《德国医疗保障体制改革经验及启示》，载于《学习与探索》2012 年第 2 期，第 110 ~ 112 页。

拨付统一人头费和风险平衡费，从而为保险机构提供公平竞争的环境，也避免了保险机构的风险选择行为。从 2009 年 1 月 1 日起，德国的私营医保公司须提供和法定医保待遇相似、保费不超过法定疾病保险标准的基本保险项目。对于潜在参保人，私营保险公司不得拒保和征收附加风险保费。

（四）2011 年医改

建立更加公平、透明高效的医保体系。为了解决法定医疗保险的财政亏空问题，并且建立一种更加公平、透明高效、稳定的法定医疗保险体系，经过激烈讨论，联盟党、自民党执政联盟终于就新一轮法定医疗保险改革方案达成了一致。2011 年医改措施主要包括：统一设定医疗保险费率，医疗保险费率不再由联邦政府每年进行设定，而是统一为 15.5%，即被保险人缴纳税前收入的 8.2%，雇主缴纳 7.3%；重新规制附加费用；引入社会补贴金；进一步强化不同疾病基金之间的竞争；调整药品生产商对药品的折扣规定，规范新药的报销规定，颁布了《药品市场改革法》。同年，德国还颁布了《法定医疗保险护理结构法》，旨在改善全国范围内医疗服务的供给结构，解决医疗服务供给不足和供给过度的问题。2011 年德国的医疗改革是一次非常重要的改革，在以前多次改革的基础上，此次改革取得了较好的预期效果。

（五）2012 年医改

应对老龄化，重新界定长期护理保险。随着德国人口老龄化程度越来越严重，长期护理的需求日益扩大，德国于 2012 年颁布了《长期护理重整法》，旨在重新界定、巩固需求越来越大的长期护理保险。2012 年颁布的《长期护理重整法》主要改革措施包括加强护理前的预防，支持家人提供护理，改善医疗保健，建立更加快速与透明的长期护理诊断程序机制，完善法定长期护理的融资，对私人保险提供长期护理给予了一些优惠政策等。长期护理社会保险的保费通过法律统一规定，由雇员和雇主各负担一半。退休人员只支付保费的一半，另一半由其养老保险基金支付。如果申请人通过了受益资格审核，被确认为具有长期护理服务需求，需要进一步确认其需要什么程度的护理，进而被划归为不同程度的受益级别。另外，德国 2012 年医疗改革还推行了一系列措施改善病人权利。例如，完善了医疗服务的风险管理与医疗事故报告体系，提高了医院的投诉管理水平，强化了病人在医疗事故处理中的程序性权利等。

（六）2013 年至今

提高医疗服务质量，强化病人权利。2013 年，默克尔第三次担任联邦政府总理，医疗改革获得稳步、连续推进。新政府医疗改革的目的主要表现为继续提高医疗服务质量，加强偏远地区的医疗服务能力等方面。德国 2013 年以来提出医改措施主要包括：设立医疗服务质量与效率医师协会，负责收集与分析相关医疗数据，并发布相关建议；为了方便就诊预约，并减少预约等待时间，地区医师协会设立了预约服务中心；2013 年颁布了《病人权利法》，强化病人权利；调整药品折扣率；允许疾病基金自由设置附加保险费率；2014 年 7 月通过了《进一步发展法定医疗保险资金结构与质量法》，改变医疗保险费率；2015 年 1 月起保险费率调整为 14.3%，取消了对雇员多收取的统一为 0.9% 的保险费率，疾病基金可以自己决定附加费率；2015 年 5 月，公布了《卫生电子通信和应用法》（草案），即《电子医疗法》。

近些年来，私有化是德国医疗体系改革的另一个重要特征。事实上，德国医疗体系的一些部门完全依赖于私人提供者，例如，医师、牙医、药房提供的门诊服务。在另外一些部门，营利、非营利服务提供者和公共服务提供者在共同合作，私有化的趋势日益明显[1]。总的来说，德国近些年的医疗改革并没有实质改变原有的医疗保险结构，而是在前几次改革基础上进行的持续性改革。德国未来仍然会不断推进医疗改革，改革趋势主要表现为促进跨部门形式的一体化护理，提高医疗服务质量，增加医疗服务的平等性，加强法定医疗保险与私人医疗保险之间的竞争等方面。

三、医疗改革的经验借鉴

在德国社会医疗保险模式中，政府一般通过立法推行医疗保险制度[2]，并组织医疗保险机构参与医疗保险经办管理。医疗服务的提供由公私双方共同承担，参保人具有一定的选择性。这种模式的覆盖面广泛，仅次于全民医疗服务体系。它面临的主要问题是医疗费用上涨的压力，这也是其市场参与改革的重心。在这种模式的运行中，既有政府主导的因素，同时市场也在发挥一定的作用。市场参与的重点是在若干核心环节引入市场机构，并通过赋予参保人自由选择权，促进医疗服务机构加强医疗服务费用控制。这种制度类型下，参保人具有一定的选择空间，社会医疗保险制度存在多付款人，他们之间的竞争性在逐渐提高。因此，从"选择性＋竞争性"的供给侧视角，可将其归为（中度选择性，中度竞争性）类型。

（一）统一各类法定疾病保险机构的风险基础

为公平竞争奠定基础。德国社会医疗保险并没有统一的经办管理机构，由分

---

① 樊鹏：《公共服务体系"非公化"须谨慎——基于德国医院体系改革成效的经验分析》，载于《经济社会体制比较》2013 年第 3 期，第 125～137 页。

② 苏春红：《德国社会保障制度述评》，载于《山东社会科学》2005 年第 8 期，第 151～153 页。

散的不同类型的法定疾病保险机构履行组织和管理职能。全国共有八大类、360家法定疾病保险机构。为了在法定疾病保险机构之间营造公平竞争的环境，德国采取以下措施：一是引入风险结构平衡机制，消除机构之间区域和行业差异。二是推行以疾病为导向的风险结构平衡机制，消除疾病因素的影响。三是设立卫生基金，引导法定疾病保险机构公平开展服务竞争。

（二）参保人自由投保、私营保险机构参与竞争

为法定疾病保险机构之间的竞争提供外在的动力。在为法定疾病保险机构之间的竞争创造公平环境之后，德国又通过扩大参保人空间、引入私营机构等方式，为竞争的开展提供新的动力。

（1）取消参保人投保限制，鼓励保险机构竞争参保人。在德国的社会医疗保险制度的市场化参与改革中，增加和扩大参保人的选择，是增进参保人福利、促进竞争的重要手段。德国的法定疾病保险机构是按照行业和地域分布的。原则上，参保人需要根据其居民身份或行业参加相应的疾病保险机构，不能自由选择参加法定疾病保险机构。这种身份限制无疑不利于保险机构之间的竞争。1996年，根据德国健康改革法案，参保人可以自由选择法定疾病保险机构①。由此，法定疾病保险机构的参保对象不再固定地针对某一类人群，这也促使不同保险机构的风险结构趋同、费率差异逐渐缩小，这为保险机构之间竞争参保人提供了前提条件。20世纪80年代末以来的改革中，涉及多项参保人选择权，主要有四个方面：对法定疾病保险机构的选择；在不同的偿付中自由选择；在多种收费标准和服务供给形式中自由选择；在法定疾病保险机构和私人疾病保险机构自由选择。

（2）准许私营保险机构提供基本保险项目，与法定疾病保险机构进行竞争。在改革之前，德国社会医疗保险的经办机构——法定疾病保险机构之间缺乏竞争关系，也未对医疗服务提供者的服务价格与质量形成有效的控制和约束，使第三者支付形同虚设，是医疗费用支出居高不下的重要因素之一。在20世纪80年代末以来的医保改革中，德国特别重视通过制度设计，通过增加法定疾病保险机构之间的竞争性，进而对医疗服务提供者形成费用控制压力，起到提高社会医疗保险服务质量、降低服务成本的目的。

（三）促进法定保险机构对医疗服务提供者的监督

德国法定疾病保险机构之间竞争的压力，已经通过保险机构对医疗服务的采购行为传导至医疗服务提供机构，从而对医疗服务价格控制起到了良好的作用。

---

① 何子英、邱越、郁建兴：《"有管理的竞争"在破除医疗保险区域碎片化中的作用——德国经验及其对中国的借鉴》，载于《浙江社会科学》2017年第12期，第82～87页。

一方面，整合法定保险机构力量，提高与医疗服务提供者的谈判效果。根据2006年的改革方案，要将七类疾病保险机构各自的最高协会合并为一个全国性的组织，统一代表所有法定疾病保险机构进行谈判。另一方面，直接对药品价格实施控制，并引入药价评估机制。在1989年的改革中，针对药商的药品定价，引进药品参考价格，对每组药品都订出参考价，该价格实际就是医保所允诺偿付的药品价格，超出须自付。在2006年的改革中，允许疾病保险机构同药品生产商就药价进行折扣合同谈判，促使药品竞争压价①；此外，在药物供应中引入成本—药效—评价机制，在开新药的时候，需征询另外一个医生的意见，以充分评估该药的性价比和安全性。

第四节　日本医改及其逻辑

一、医疗改革的焦点问题

"二战"后，日本政府开始重建社会保障体系②。1948年，日本制定了新的医师法、医疗法、药物法等③。从1961年开始，在全国范围内日本确立了"国民皆保险"制度，社会医疗保险和国民年金制度成为社会保障制度的核心体系④，同时这一制度的确立在提高国民就医率的同时，也带来了医疗费用的上涨。日本的医疗体制改革取得了很大成功，为全体国民提供可靠的医疗保证。但随着经济状况低迷、少子老龄化的发展等环境的变化，日本的医疗体制也问题频出。在日本厚生省主持下，从1996年3月开始，都道府县各级政府机构和学术团体经过三年多的广泛调查，经过"日本健康21"计划委员会、地方听证会和专题研讨会广泛讨论、反复论证确定提出了：国家健康政策"日本健康21"⑤，并根据调查研究确定了日本社会国民健康存在的两个突出问题。

① 刘芳、赵斌：《德国医保点数法的运行机制及启示》，载于《德国研究》2016年第4期，第48～63页。

② 王虎峰：《国际非营利医疗机构发展概述》，载于《国外社会科学》2009年第2期，第92～99页。

③ 吴小平：《国民皆保险：日本等亚欧美十二国社会保障制度纵横》，中国金融出版社1998年版。

④ 艾维瓦·罗恩、谢尼亚·舍尔·阿德龙：《医疗保障政策创新》，中国劳动出版社2004年版。

⑤ 调查研究领域主要包括：（1）利用现行健康管理机构获得人口健康与评估资料；（2）全国人口普查的基础数据；（3）医疗机构提供的疾病谱系、死亡原因以及医疗费支出等医疗信息；（4）目前疾病预防与保健康复领域的最新科学研究成果。

（一）人口出生率持续下降

预计 2050 年日本总人口数量将下降 20%，减至 8900 多万人，平均年龄增至 55 岁，老年人口比例将达到 40% 以上。由于人口老龄化，日本国家预算中用于社会保障支出的比例飙升（见图 4-1）。与西方主要国家的社会保障支出相比，日本的医疗保障支出更趋向于中老年人。

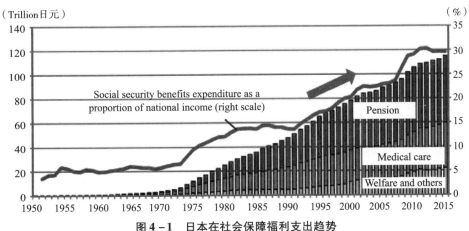

图 4-1　日本在社会保障福利支出趋势

资料来源：日本厚生劳动省：《年度健康，劳工和福利报告》，2017 年版。

（二）慢性病是医疗费用支出的主要构成部分

肿瘤、糖尿病、心脑血管病等慢性病是影响人口健康的主要疾病谱系，也是医疗费用支出的主要构成部分。日本医疗改革面临国内医疗费用居高不下，国家财政压力增大，医疗保险不堪重负，民众对医疗的综合满意度低等问题。

为此，日本政府对医疗体制进行了一系列的改革，对减轻政府财政负担，恢复国民对医疗体制的信赖，控制医疗费用的持续增长有一定作用。针对国民健康领域的两个突出问题，"健康日本 21" 计划从预防保健入手，充分考虑了"疾病经济负荷、健康改善的可能性、有效性和提供健康服务所能达到的健康改善程度与需要社会资源比价"等三方面因素，提出了将"减少壮年死亡、延长健康寿命、提高生活质量、实现全民身心健康、建立活力社会"作为计划总目标的健康策略。为解决出生率和老龄化人口减少的结构性问题，日本政府正在推行所有公民动态参与的计划，该计划要求建立一个"成长和分配的良性循环"机制。同时制定了便于执行和评估的具体目标，即营养与饮食、身体活动与运动、休闲与心理健康、控制吸烟、控制饮酒、牙齿保健、糖尿病预防、循环系统疾病预防、癌症预防九大类领域 70 个目标值。

二、医疗改革的基本措施

（一）改革医疗保险制度

1. 高成本医疗福利制度。用于为了避免医疗费用的共同付款对家庭过于昂贵，日本实行高成本的医疗护理福利制度。在这个制度下，住户在医疗机构的接待处支付医疗费用的共同支付费用，然后获得保险公司赔偿超过每月最高金额的任何金额[①]。（1）在住院的情况下，实行实物福利制度，在医疗接待处每月支付机构仅限于最大限度的共同支付。（2）在门诊治疗的情况下，2012 年 4 月实行实物福利制度，每月支付超过在同一医疗机构最高共同支付，最高支付额根据被保险人的收入确定。

2. 对门诊治疗效果的回应。为门诊治疗引入一种减轻高昂药物费用的方法，确保患者只需支付最高共同支付金额的上限。

3. 高成本长期护理总体医疗成本制度。高成本长期护理全面医疗成本系统是一种减少自付时间的系统。（1）支付要求：如果医疗保险和护理保险的自付额超过规定的限额，有医疗保险的家庭中的每个收入类别，超过限额的金额将从总额中支付。（2）限额：根据被保险人的收入和年龄确定。（3）成本负担：医疗保险和护理保险都按照自付比例承担责任。

（二）提高医疗质量和服务水平

1. 设立新的基金和加强医疗长期护理合作。通过利用医疗长期增加的消费税收入，在各州建立新的基金列入各县的经营计划。

2. 确保地区建立有效的医疗保健系统。从法律上确立地方医疗中心的职能，为执业医生提供支持以确保医生的安全。

3. 建立社区综合关怀体系和公平的成本分担平衡。加强社区支持计划，包括促进家庭医疗和长期护理等[②]，并转让长期护理和日托服务到社区支持计划，使其更加多元化。

4. 其他。澄清医疗护理援助的具体行为，并为从事这些行为的护士建立新的培训制度和程序手册；建立医疗事故调查制度；讨论确保长期护理人员的措施等。

---

① 王伟：《日本社会保障制度的转折——简析日本护理保险制度》，载于《日本学刊》2000 年第 3 期，第 112～125 页。

② 黄万丁、李珍：《日本护理保险制度的理念得失及其对中国的启示》，载于《现代日本经济》2016 年第 3 期，第 73～83 页。

（三）核心医院改革

日本在医疗改革中明确提出：

1. 建立适当的核心临床培训医院。适当的核心临床培训医院被明确定义为那些具备能够为大多数人提供培训的环境，并对实习生和培训计划进行全面管理和负责。

2. 形成适当的临床培训医院组。医院组的地理覆盖范围基本在同一个县和区。

3. 对核心临床医院进行培训：核心临床医院定义为每年住院人数少于3000人的新应用医院，但有能力容纳2700人或以上的医院。日本对核心临床医院提供高质量的培训，并进行现场评估。

4. 对医务人员提供职业发展支持。提供一些特殊时期（怀孕，分娩，研究和体检，顺利中断/恢复临床培训留学等）的福利。

5. 修改招聘配额设置。实习申请人的招聘配额比例减少（从2013年度的约1.23倍减少到2015年度的1.2倍，下一次修订为1.1倍）。

6. 回应地区限制和加强县的作用。

（四）实施健康促进措施

日本健康中心是提供个人和客观健康的一线综合性公共卫生行政机构服务。个人健康服务包括基础广泛的服务，需要专门技术的服务和各种医疗保健专业人员的团队合作。此外，健康中心还为市政健康服务提供必要的技术援助。根据社区健康法案（截至2017年4月1日），日本健康中心设在47个地区的363个地点，74个指定城市的95个地点以及23个特别地区的23个地点（见表4-1）。

表4-1　　　　　　　　　　　日本健康中心的数目情况

年份	2007	2008	2009	2010	2011	2012	2013	2014	2015	2016	2017
健康中心总数	518	517	510	494	495	495	493	490	486	480	481
地区（prefectures）	394	389	380	374	373	372	370	365	364	364	363
城市（cities）	101	105	107	97	99	100	101	102	99	93	95
特殊地区（special wards）	23	23	23	23	23	23	23	23	23	23	23

（五）加强国民保健，间接减少医疗费用

"健康日本21"计划实施过程中始终把握一个基本原则："国民个人是健康的主体，机构团体开展的健康促进活动或为达成目标而提供的支援，必须尊重国民自由意愿，国家与地方政府、保健和医疗机构及其相关部门要相互联系与合

作，对增强国民的健康提供支援"。日本医疗改革的重点放在了政策的制定方面。为了实现增强健康的目标，需要国家行政机关、地方政府、单位、企业、学校、家庭以及保险部门、非营利组织、媒体等全社会协力营造一个支持环境。国家是制定"健康日本 21"的核心机构，其作用是制定基本方针，建立掌握全国健康指标的信息系统，收集和分析信息，追踪目标值完成情况，并将结果反馈给国民和健康团体。都道府县的作用是根据"健康日本 21"制订具体计划，指导市町村的健康团体，调查分析本地区的健康问题，建立各种健康团体。

（六）借助法律和制度推行健康教育、管理

为了配合"健康日本 21"计划更好地贯彻实施，2002 年 8 月，日本政府颁布了《健康增进法》，给予了"健康日本 21"计划的法定地位①。《健康增进法》的基本目的是充分考虑日本社会急速高龄化、疾病结构变化与国民健康增进的重要性，特此规定以全面推动国民健康促进运动。在责任与义务方面，强调国民应加强对自身健康生活习惯重要性的关心与理解，关心个人健康状况，努力增进个人健康，规定了国民、国家、地方公共团体、健康促进事业实施者的责任，以及相关单位的协调合作义务。例如，国家、地方及公共团体的责任为开展教育活动与宣传活动，提供健康促进的正确知识，收集、整理、分析、提供与推动研究健康促进的相关信息，加强健康促进人才培养，为国民健康促进运动给予必要的技术支持；健康促进事业实施者应致力于积极推动健康教育、健康咨询及其他促进国民健康事业。

三、医疗改革的经验借鉴

"日本健康 21"计划的制订，从传统的经验模式向基于数据证据的循证实践的模式转变，从而提高了管理与服务的科学性、针对性、实效性。这样既顺应了国民提高个人及家庭生活质量的需求，也应对了人口逐步老龄化和疾病带来的社会服务、医疗保健成本的增加②，有效减轻了社会负担；既兼顾个人及整体的利益，又充分考虑服务资源的分布，保证了预期目标的实现。日本医疗体制改革对缓解国家财政压力、控制医疗费用的持续增长、提高医疗质量等起到重要作用，但同时也还存在一些弊端与难题③。

---

① 广井良典：《中国·日本社会保障制度的比较与借鉴》，中国劳动社会保障出版社 2009 年版。
② 顾亚明：《医改红利的制度创新和社会治理——日本经验的启示》，浙江大学出版社 2007 年版。
③ 刘晓梅、楚廷勇：《日本社会医疗保险全覆盖的经验——兼评我国的医改方案》，载于《探索与争鸣》2010 年第 7 期，第 63~67 页。

（1）以提高个人支付比例为主要内容的医疗保险制度改革，一定程度上有利于维持全民医疗保险制度，缓解了由于医疗费用增长过快而导致的国家财政压力。但也由于这项改革，使日本成为 OECD（经合组织）国家中医疗费用占 GDP 比例最低，而个人的医疗费用负担比例最高的国家。老年人医保由于负担比例不合理，收入差距、年龄差距产生寿命差距的问题，造成不公平现象加剧。后期高龄者被迫从其他公共保险制度中退出，直接从养老金扣除保险费的做法，不仅相当混乱，更引起老年人的强烈不满。新制度实施后，很多地区出现了要求废除"后期高龄者医疗制度"的抗议。同时由于经济的长期低迷与高失业率，增加个人承担的医疗费用使很多人对未来生活感到不安，对国民保险的信赖感与依赖度不断下降。日本国民皆保险体系由多元的制度安排来实现，各制度间在待遇给付、保险费用征收等诸多方面存在不平等，但在改革和发展过程中一直遵循着制度间的合理统筹，来不断平衡制度间的差距。在日本国民皆保险体系中应尽量避免多头管理的弊端，各制度协同推进来实现全民医疗保险制度的良性运行。

（2）日本医疗卫生"三驾马车"中的医疗卫生供给体制、药品管理体制①、"国民皆保险"体系在促进国民健康，推进全民医疗保障水平中起着重要的作用。同时日本 2000 年保险护理的创设，使社区卫生服务由单一的社区医疗服务发展为集医疗、护理、托老等一体的全方位社区服务体系。

（3）注重绩效评价结果的合理应用。日本公立医院占比较少，公立医院约占总数的五分之一。日本医疗质量委员会负责日本公立医院的绩效评价工作，强制要求所有医疗机构必须提供审查合格证或拥有国际标准审定组织（ISO）颁布的证书。日本公立医院首先对自身情况进行自评。根据评审结果，在充分尊重医院自主权的基础上，找出存在医院绩效评价中存在的问题和相应的解决对策。由日本医疗质量委员会依据评分标准，分析原始数据和医院自评结果，进行客观评价。评审标准分为大、中、小三层树层结构②，实施评审时根据医院的类别和级别决定人数的多少，保证第三方评审的客观性。日本公立医院的评审结果以严格的书面形式提交评审组织的部门会议讨论审议，将评审报告的结果反馈给医院。由日本医疗质量委员定期组织召开"医院质量改进支持研讨会"，讨论大项目的意见，中项目的评分，以及医院亟待改进的问题。

---

① 丁锦希、罗茜玮：《日本创新药物定价机制评价及对我国的启示》，载于《价格理论与实践》2010 年第 5 期，第 44～45 页。

② Ikegami, N. and Campbell, J. C., 2004: Japan's Health Care System: Containing Costs and Attempting Reform, Health Affairs, Vol. 23, No. 3.

第五节　俄罗斯医改及其逻辑

一、医疗改革的焦点问题

在转轨以前，俄罗斯实行的是全民免费医疗制度，强调数量轻视质量，这使得无论是人民健康水平还是医疗服务水平都进展缓慢。由国家预算全部拨付医疗保健经费，个人不负担医疗费用。在高度集中的计划经济体制下，医疗费用严重不足致使医疗机构设备陈旧，基础薄弱，同时医护人员业务水平低，责任心不强。这严重影响了医疗服务水平的提高。苏联解体后，俄罗斯从苏联继承了其医疗体系，俄罗斯对医疗体制改革的重点是将决定权分散到各联邦和地方。医疗改革的焦点问题主要集中在以下三个方面。

（1）从高度中央集权的苏联医疗体制中一路走来，俄罗斯的医疗卫生体制显得模糊分散、缺乏协调、效率低下。众所周知，苏联是按照"剩余原则"对医疗保健事业实施预算拨款，并以行政手段限制该领域市场关系发展的。在这种情况下，提供医疗保障服务的"生产者"接受医疗保健"消费者"的"灰色报酬"是非常普遍的现象，例如，医院的"私人床位"。

（2）在实行向市场经济转轨后，由于经济形势的恶化，国家预算支出能力下降，医疗保健经费出现严重短缺，使医疗保健服务受到很大影响。这种旧的医疗保健制度已经不能适应新的社会经济形势的需要，必须在市场经济条件下进行彻底的改革，以便建立起一套完整的医疗保险制度[1]。

（3）根据"宪法"规定，俄罗斯公民和永久居民有资格获得免费医疗[2]。俄罗斯整个医疗保健预算的主要部分由国家提供，虽然结构上看起来很有吸引力，但总体医疗保健费用占国内生产总值的不到4%。相比其他国家这是非常低的，因为平均工业国家的这一水平都在8%～11%之间[3]。

---

① 王星、葛梦磊：《在市场化与福利化之间——俄罗斯免费医疗体制反思及其启示》，载于《学术研究》2014年第6期，第48～54页。

② 从结构上通过政府有计划的医疗保险制度运行，被称为强制性医疗保险制度。医疗保险资金来自所有注册雇主的医疗税，相当于每位员工每月收入的3%以上。

③ 童伟、庄岩：《俄罗斯医疗保障制度的启示与借鉴》，载于《中央财经大学学报》2014年第10期，第18～25页。

二、医疗改革的基本措施

早在转轨之前，俄罗斯就已经开始着手对医疗保健制度进行改革。在医疗保健制度改革的过程中，俄罗斯不是追求一步到位，而是做好准备工作，逐步推进，避免过激的改革带来的负面作用。迄今为止，俄罗斯的医疗保健制度改革主要分三步。

（一）最初改革的尝试

虽然由于种种原因新经济体制背景下的改革很少被切实执行，这主要是因为地方政府在短时间内缺乏有效执行新规定的能力。这种新的医疗模式的试行在很大程度上还停留在纸上谈兵的阶段，但它为未来的改革提供了一定的经验。这些形式多样的改革开创了地方分权的先河，标志着政府已经认识到旧体制的缺陷，并且正在从体制着手进行改变，这是俄罗斯联邦医疗体制改革必不可少的第一步。

1988 年俄罗斯开始"实施新的医疗保健预算拨款模式"（一种新的医疗保健经营机制）试验[①]，其主要目的是为了让地方政府的相关部门掌握当地的大部分医疗资源，实现对医疗保健的非集中管理。这套新模式的主要内容有：改变国家向医疗保健部门拨款的方式；从国家财政预算中按一固定金额为每位居民拨付医疗保健经费；在医疗保健单位实行附加收费制度；医疗保健管理机关同直接提供医疗保健服务的单位和个人签订合同，确定服务范围、期限和收费标准；在免费医疗保健服务定额以外提供附加收费服务等。

（二）1991 ~ 1996 年的改革

1991 年苏联解体后，医疗制度的大多数问题指向苏联制度——过分集中的控制、过度强调数量而轻视质量以及缺乏足够的资金。1991 年 6 月，俄罗斯通过了《俄罗斯联邦居民医疗保险法》。这是俄罗斯医疗保险制度改革的重要一步，它为建立医疗保险制度提供了法律依据。俄罗斯医疗改革计划的未来与整个俄罗斯中央和各联邦间进行的经济政治改革紧密相连。改革的重点为决定权分散到各联邦和地方，具体策略包括：减少中央卫生部门对于资源的垄断控制和分配，给予各地卫生部门决定权，国家卫生保障与疾病检疫部门（SCSEC）从联邦卫生部（FMOH）中分离了出来，俄罗斯各省、州、区独立管理辖区内的医疗保障系统，各地方政府独立自主地制定自己的医疗卫生预算，不再听命于联邦卫生

---

① 高明非：《俄罗斯医疗保健制度改革》，载于《世界经济与政治》1997 年第 5 期，第 45 ~ 46 页。

部；试行医疗保险制度，通过各种激励性措施提高改革的积极性和创新性；更多地依靠企业提供公共医疗的资金，将来自企业的主要税收资金用于支持医疗保障；医疗设备将由各联邦自己分配，各社区决定设备和资金的分配；控制医疗设备的过度使用。

医疗制度改革定位于从全民福利制度转向为最贫困者提供一张社会保障网。俄罗斯医疗保险法规定，所有俄罗斯境内的常住居民都必须参加医疗保险，保险费由国家、被保险人所在单位和被保险人本人共同承担。对于有工作的居民，其所在单位必须按其工资收入的一定比例为其交纳医疗保险费，本人也要按其收入的固定比例交纳医疗保险费。对于没有劳动收入的居民，由国家为其办理医疗保险，保险费从国家财政预算中支出。根据医疗保险法，由独立于医疗保健管理机关和医疗保健机构的医疗保险组织履行保险人的职能，但是没有关于建立某种专门组织的强制医疗保险收缴和积累资金的规定，因此，1993 年俄罗斯通过了《关于建立联邦和地方强制医疗保险基金的规定》。1993 年底，俄罗斯开始正式实行强制医疗保险制度，企业和机关必须按职工劳动收入的 3.6% 为其交纳医疗保险费。

1994 年，俄罗斯向全国推行新的强制医疗保险系统，希望能够赋予公民独立选择医保公司、医保种类、医疗服务提供方等权利，实现对医疗保健的分散管理，为医疗保健体系注入新的财政资金和创新动力。为达到这个目的，俄罗斯将国家医疗体系分为筹资系统、消费者医疗组织与管理机构、医疗服务供应部门三个部分，但政府对它们并不采用直接管理的方式。新的医疗保险法案建立了一套针对中央与地方的社会医疗保险体系，即强制医疗保险基金。强制医疗保险基金由三部分组成：（1）企业、组织等投保单位缴纳的强制性医疗保险费，这部分基金主要用于支付企业和组织在职人员的强制医疗保险费；（2）国家的预算拨款主要用于儿童、老残恤金领取者和预算范围内就业人员的医疗费用开支；（3）从事个体劳动和私人经济活动的公民缴纳的强制医疗保险费。到 1994 年，俄罗斯共成立了 82 个地方强制医疗保险基金和 900 多家分支机构，294 家保险公司参与了强制医疗保险，与此同时，俄罗斯联邦卫生部被改组为卫生医药工业部，统筹医疗保健制度改革[①]。企业的强制医疗保险费支出占国民生产总值的 0.7%，达到了医疗保健预算拨款的 21.3%。在 1994 年国民生产总值下降了 15% 的情况下，由预算和企业医疗保险费共同负担的医疗保健经费下降了 2%，相比国家教育经

---

① 刁莉、高玉芳：《过渡中的俄罗斯社会保障制度解析》，载于《经济社会体制比较》2003 年第 4 期，第 101 ~ 105 页。

费下降14%而言，情况是相当好的，资金的稳定有力地支持了医疗保健服务的顺利进行。由于有来自各种商业交易的收入，强制医疗保险基金的资金总额增加了4.4%，达到了通过独立自主的经营活动实现保值、增值的目的，避免由于通货膨胀造成的资金流失。

（三）1996年后的改革

俄罗斯新医疗系统的管理结构在1996年初步形成，它包括联邦卫生部、联邦医疗保险基金会、国家卫生保障和疾病检疫委员会、非政府卫生部门管理的机构（又称"平行系统"）、国家药物科学院五个相互独立的管理部门[①]，其中两个管理部门经过权力下放形成了垂直管理模式。但是必须看到政府的角色，尤其是联邦政府的角色，还是没有阐明。联邦卫生部事实上已经不再有效地为医疗系统制定政策或履行管理职能。这种管理缺位带来的后果是可想而知的。新出现的系统不是真正的国家联邦体系，因为真正的联邦医疗系统应该在各级地方政府与强制医疗。保险基金会之间界定明确的财政等方面的关系，而且两者应该是平等而互补的。俄罗斯的地方分权管理使医疗系统越来越依赖于当地的经济水平，因为资金来源主要还是地方政府。地方政府没有额外的资金来稳定当地经济，更不用说对当地医疗系统的资金进行干预。这种在财政上缺少灵活性的医疗系统使俄罗斯的医疗体制丧失了高效运行的基本保障。虽然体制管理上的变化，特别是联邦卫生部与国家卫生保障与疾病检疫部门的分裂和对于某些投机行为的纠正，一定程度上减轻了改革的阻碍。但是，很大一部分资源不能自由地在各个平行的部门间流通，而且在这一关键问题上并没有出台相关的国家政策。近年来俄罗斯政府大力推动医疗资金配置改革，国家重点项目"健康"（"Zdorovye"）于2006年启动，预算超过128.5亿美元，作为俄罗斯2020年国家发展战略的一部分。

三、医疗改革的经验借鉴

经过一系列的改革措施的颁布实行，俄罗斯的医疗制度有了很大的改观，基本上形成了一套强制保险和预算混合的医疗保健体制。虽然离与预算脱钩的强制医疗保险制度还有很大差距，这是一种由预算医疗制度向医疗保险制度的过渡形式，但相对于旧的制度而言仍有很大的进步。俄罗斯对改革的理解发生了根本的变化，那就是实施"从预算拨款向医疗保险过渡"的根本改革。他们认为，医疗保险是最符合市场经济要求的医疗保健制度，是能够为医疗机构创造市场环境、

---

① 庄晓惠：《俄罗斯转型期的社会政策与社会稳定》，载于《国外社会科学》2011年第1期，第129~138页。

改善医疗服务质量、提高资金使用效率的有效手段。

（1）确立适应本国生产力发展水平的医疗保障水平，不断地调整使国内的保障水平和制度与国内的生产力发展水平相适应。构建"小病社区（地方）看，重病靠互助"的医保模式。这一不断改革的方法在一定程度上是有效的，因为在一段时间内新出台的政策是顺应民意的，符合生产力发展方向的。俄罗斯强制医疗保险系统的实践还表明，仅靠某一方的力量来办医疗保险是难以为继的，应像俄罗斯一样由政府、单位、社会、个人多方共同负担。这种多方结合的、强制参保的社会医疗保险体制，才能从根本上解决现阶段出现的诸多问题和矛盾，真正体现医疗保险的公平性和互济性[1]。俄罗斯开始实施改革后，各地区基本都成立了地方医保工作小组，建立相关部门协调管理机制，并指定具体管理部门和工作部门，其职能是负责制定本地区医疗保障的管理办法和服务细则，同时保证经费投入，加强地方医务部门的建设。

（2）新的医疗保健制度拓宽了医疗保健资金的来源渠道，改变了过去完全依靠国家预算拨款的状况，使医疗保健经费在国家经济处于持续衰退的情况下没有受到很大的冲击。改变了旧体制下单一由政府行政机构和企业事业单位的职能部门按照行政办法组织和管理医疗保健事务的状况，建立了独立于国家行政部门的强制医疗保险基金，组织承办医疗保险事务，强制医疗保险基金是医疗保健体系中自负盈亏、按商业原则办事的经济主体，相比旧的管理体制而言更能适应市场经济的需要。

（3）有关法律规定，强制医疗保险基金可以利用其手中的剩余资金从事商业交易，追求自身的经济利益。强制医疗保险基金和医疗保险公司与直接提供各种医疗保健服务的单位和个人签订了承包合同，确定承包单位的服务范围、期限、收费标准，并对医疗保健单位的服务质量进行监督和检查。由于建立了这样的监督检查机制，使医疗保健服务的质量有所改善和提高。

（4）以渐进方式使社会保障制度覆盖全社会。20世纪90年代初，苏联时期的改革就是在四个试点城市开始的，而俄罗斯时期的各项改革也是随时间的推移，逐项修改或制定的，这样有助于改革的展开。除了一些重要的医疗保健设施仍由国家控制外，俄罗斯还将一部分国有医疗保健设施进行了私有化，并鼓励私人兴办医疗保健事业，建立多元化的医疗保健体系，发展多种形式的医疗保健服务。

---

[1] 乔俊峰：《推进城乡基本公共服务均等的政策思路——俄罗斯、印度、巴西三国的政策实践及启示》，载于《学习与实践》2017年第9期，第56~60页。

第六节　加拿大医改及其逻辑

一、医疗改革的焦点问题

加拿大向来以社会安定、福利优越而闻名，在众多的福利中，最让加拿大人引以为豪的是它的全民医疗保健体制，即由政府直接管理医疗保险事业，政府给公立医院拨款，医院向居民提供免费服务。自从这种卫生体制在加拿大建立以来，医疗服务及其传递方式，就从以医院和医师为重点转向了以诊所、初级保健中心、社区医疗中心和家庭保健为重点的医疗服务体系。加拿大公共医疗体制的建立和发展，为人们生活质量的提高和健康指标的改善奠定了坚实的基础。但加拿大医疗体制仍存在以下问题。

（一）医疗费用增长过快

加拿大居民无不以全民免费医疗制度而自豪，而加拿大政府已在为逐年增长的巨额医疗卫生支出负担而担忧，各省的医疗支出平均以每年10%甚至更高的速度递增，因此也不得不将控制医疗费用上涨过快作为医疗卫生改革的首要目标。在市场化的医疗保险和全民公费医疗之间，高效和公平很难兼得①。而且严格地说，所谓免费医疗并不真的免费，它的成本是高税收。随着人口老龄化，诊疗技术和药物研发的成本越来越高，免费医疗体系的成本会不会有一天高到扭曲税制的地步呢？那么，混合两种元素的"第三条道路"呢？其实，英国、加拿大等都在试验这种体制，试图在全民公费医疗之外扩大私人行医，但是政治阻力不小，因为任何市场"口子"的打开，都可能导致优秀医生从公立体制流失到私立体制中去，从而影响医疗资源的公平分配。

（二）看病排队现象严重、候诊时间过长

一部反映加拿大公费医疗体系问题的纪录短片《你死定了》传达出的信息："由于公共医疗资源有限，加拿大出现了治病'排长队'现象，有时候小病就等成了大病，大病就等到了死亡"。加拿大人看病排队等待时间之长已成为普遍的顽疾。医护人员相对短缺，农村、边远地区就医仍较城市困难，医学生的培养量与社会对医生的需求数始终是一对难以调和的矛盾。根据加拿大弗雷泽研究所最

---

① 顾昕：《全民健康保险与公立医院的公益性：加拿大经验对中国新医改的启示》，载于《中国行政管理》2011年第11期，第85～90页。

新的调查报告指出，患者就医的等候时间（从家庭医师或一般诊所转诊介绍给专科医师，再到实际接受医院开刀治疗的时间）平均为 17.7 周，跟 10 年前比起来，病人必须多花 90% 的时间等候治疗。

二、医疗改革的基本措施

加拿大医疗保障体系的发展历史是从无到有，从私营体制到全民保健系统，从少数医疗项目到全部必需的医疗服务项目的一个发展过程。与此同时，加拿大医疗体系从关注单纯注重医疗服务项目到关注目前重视民众的健康状态。基于这个原因，其医疗保障系统更名为全民健康保障系统。

1947 年以前，加拿大以私营医疗保险体制为主，病人是否得到医疗服务取决于其经济承受能力。1947 年，萨斯喀彻温省率先建立了用于医院医疗服务的公共保险计划，此计划是目前加拿大全民医疗保障体系的里程碑。1956 年，为了鼓励全国所有省区实行公共的医院医疗服务保险计划，联邦政府提出了对实行公共医疗保险计划的地区实行平均分摊医院的医疗和诊疗服务费用的财政资助政策。大致按 50% 的比例，由联邦和地区政府共同承担医院医疗服务的费用和开支。1961 年，全国的 10 个省份及两个自治区都签署了建立公共医院医疗保健计划的协议，但计划中所包含的服务项目仅限于联邦政府平摊费用的医院住院服务项目。1968 年，萨斯喀彻温省又率先和联邦政府签署了建立共同承受全部医疗保健项目（不仅仅限于医院医疗服务）费用的公共医疗保险计划的协议。费用平摊仍然按 50% 的大致比例[1]。1972 年，各省及自治区扩展了各自的医院医疗保险计划所包括的项目内容，家庭医生保健服务也被纳入计划之中[2]。至此，真正实现了全国范围的全民医疗保险体系。1977 年，联邦政府修改了有关省、自治区之间平摊医疗费用的协议，在一定程度上鼓励各省区增加各自的医疗消费，调节总的医疗开销[3]；与此同时，各个省区也可因此增加对其他医疗服务项目的投资，例如，理疗、正骨、按摩、老年人适当的医药补贴，以及儿童的牙医保健等。1979 年，联邦政府对加拿大全国医疗保障体系进行了评估，认为它是目前世界

---

① 季丽新：《公平视角下加拿大医疗卫生政策剖析》，载于《山东社会科学》2012 年第 11 期，第 77 ~ 81 页。

② Coburn, D., Torrance, G. M. and Kaufert, J. M., 1983: Medical Dominance in Canada in Historical Perspective: the Rise and Fall of Medicine?, International Journal of Health Services Planning Administration Evaluation, Vol. 13, No. 3.

③ 范桂高、李国鸿：《1975 ~ 1996 年加拿大医疗保健开支采用公私混合制的决定因素》，载于《国外医学·卫生经济分册》2004 年第 3 期，第 124 ~ 130 页。

上最好的体系之一。但同时也指出：有些省份和地区对病人征收额外费用可能会妨碍某些人群对基本医疗服务项目的使用。1984 年，加拿大议会通过了"医疗保健法"，并重新强调了前述的五项基本原则；同时，为了避免某些省区对病人征收额外的医疗费用，"医疗保健法"纳入了一项惩罚条例[①]：对仍然征收额外医疗费用的地区，联邦政府将从其每年拨到该地区的医疗财政补贴中扣除等同于该地区所征收额外费用的全额。1997 年，联邦政府举行了有关加拿大全民医疗保障体系的论坛，对其未来的发展方向作了进一步的明确[②]。20 世纪 90 年代，人们越来越关注加拿大医护制度的可持续性和质量。因此，2001 年成立了加拿大未来医疗发展委员会，为检查讨论医疗制度，以及为如何普及全民医疗制度提供建议。

加拿大医疗卫生体制改革的主要特点包括：

（1）保险资金来源于政府财政拨款。由于有雄厚的国家财力作后盾，对于居民特别是对弱势群体来说，这种制度给他们带来了较强的安全感。

（2）医疗服务由国家垄断，卫生行政部门直接参与卫生服务机构的建设与管理。居民患病除急诊外，都必须先到家庭医生处就诊，只有在家庭医生认为病情严重，确实需要转诊的情况下，患者才可以到医院就诊。家庭医生与地方卫生机构签订医疗服务合同，按劳取酬。医院全部属于国家所有，医院的医生及有关人员均接受国家统一规定的工资待遇。医院直接向居民提供免费服务，医生不得向病人收取任何额外费用。这样，避免了患者与卫生服务提供者间的摩擦。为了避免医疗保险双轨制的缺陷，加拿大甚至立法严格禁止设立私营医院或诊所。

（3）医疗服务覆盖广泛。医疗保险的对象包括本国全体国民及常驻居民。公众所免费享受的是基本公费医疗。"基本公费医疗"包括除了眼睛、牙齿、整容以外的所有其他项目，低收入家庭还可以申请眼、牙的免费治疗。在一般的医院门诊，患者不付诊疗费，但药费自理，病人住院期间的饮食、护理、化验、放射、理疗、各种诊断全部免费[③]。

（4）医疗服务具有高度计划性。市场机制对卫生资源配置、医疗价格基本不起调节作用。诊疗费用通过省级或地区医疗协会和卫生部的双边协商确定。医院

---

① 李国鸿：《加拿大医疗保险改革研究》，载于《国外医学·卫生经济分册》2005 年第 2 期，第 55～60 页。

② Clarke, J. N., 2004: Health, Illness, and Medicine in Canada. Oxford: Oxford University Press.

③ 伍琳、陈永法：《澳大利亚专利药价格谈判管理经验及其对我国的启示》，载于《价格理论与实践》2017 年第 3 期，第 89～92 页。

新器材的引进必须经过审批，大部分由卫生部集中拨款。

（5）发展非政府保险项目的商业性补充保险。加拿大政府对商业性"补充保险"持积极扶持态度，目前，加拿大补充医疗保险比较发达，凡非政府保险项目例如门诊药品、牙科、美容、配镜等，均可由雇主自由投保，其所属雇员均可免费享受补充保险的投保项目。

三、医疗改革的经验借鉴

在过去十年中，加拿大联邦、省及地区参与者通过对省医疗卫生系统的改革竭力改善基层医疗卫生服务。国家及省的很多报告都强调了医疗卫生系统所面临的挑战及潜在的改善空间；作为回应，联邦及多数省政府都为基层医疗的改善提供了多年的大量资金支持。考虑到加拿大医生拥有自主权的悠长历史，省政府普遍使医生自愿参与渐进式改革中，并与省医学协会商谈主要的改革计划。

（1）加拿大合理运用绩效评价工具、策略及方法去实施相应的改革计划。加拿大针对民众健康需求，提出了"2000年卫生指标"。核心指标集旨在协助区域卫生当局监测改善和维持人口健康和卫生系统运作的进展情况，并协助向理事机构，公众和卫生部门提交报告专业团体[1]。它旨在反映商定的国家卫生目标和战略方向以及商定的基准、准则和标准。调查发现认证指标中更多的是"中间结果"，例如，测量患者对特定护理和服务的即时反应，医院在认证中需要倾向于与预期结果密切相关的过程的指标。加拿大健康信息结构咨询委员会实施了一个名为"AIM"的项目：实现改进的认证项目的衡量。"AIM"项目的主要目标之一是制定标准化的绩效指标，其中包括响应性、系统能力等四个方面。每个指标将与标准和质量维度挂钩。这些指标将在认证公立医院的自愿基础上使用。修订的认证计划将重点关注公立医院如何使用指标数据来了解和改进其流程和结果，而不是使用指标数据来评估公立医院在此阶段的绩效。

（2）在普遍面临的医疗问题和改革目标面前，加拿大不同省份的医疗卫生系统设计并进行了不同的基层医疗改革。加拿大许多省政府试图监测其各部的业绩，要求各部编写其活动、成就和未来计划的年度报告[2]。卫生部的许多报告中

---

① Hurst, J. and Jee – Hughes, M., 2001：Performance Measurement and Performance Management in OECD Health Systems, OECD Labour Market & Social Policy Occasional Papers, 47.

② Lewis, S., 2015：A System in Name Only—Access, Variation and Reform in Canada's Provinces, New England Journal of Medicine, Vol. 372, No. 6.

包括的关键绩效措施包括评估卫生需求得到满足的程度，以及卫生服务的效果和效率[①]。例如，在安大略公立医院提出了一系列关键的绩效指标，包括患者在医院所花费的天数，长期护理设施的床数等[②]。这些关键绩效指标反映出如何更多地使用信息改善服务，更好地协调护理，以及医院和社区项目之间更高水平的整合。加拿大卫生部已经制定了一个概念框架，结合了衡量投入、流程、患者满意度和产出结果等指标。此外，加拿大卫生服务利用研究委员会发表了题为"系统绩效指标：迈向基于目标的卫生系统"的研究报告，其中提出了全系统的绩效评价，注重长远结果的绩效评价。

第七节　澳大利亚医改及其逻辑

一、医疗改革的焦点问题

澳大利亚是实行全民医疗保障制度的国家，2009 年人均预期寿命已达81.4 岁，仅次于日本。在澳大利亚众多的福利项目中，国民医疗系统是它最引以为豪的。所有澳大利亚永久居民和公民均可申请一张医疗卡（Medicare Card）[③]，持卡者可免费在私人诊所及公立医院得到医疗服务。但是，免费的"医疗午餐"并不免费，在澳大利亚，医疗模式是依靠政府资助（也就是人们熟知的 Medicare）加私人医疗保险。对澳大利亚永久居民和公民来说，全民医疗保险计划（Medicare）提供一系列的医疗服务，不是没有成本的，主要由个人收入税收和医疗保险税（Medicare Levy）组合。这项征税是纳税人个人收入的2%。此外，一个年收入超过 9 万澳元的个人，在没有私人健康保险的情况下，还必须额外支付1%～1.5%的附加费。尽管澳大利亚的医疗体制被誉为世界上最成功的体制之一，仍存在诸多问题。

（1）从卫生投入而言，随着公众对医疗卫生服务需求的不断增加和老龄化程度的不断加重，卫生投入日益呈现相对短缺的状况，主要是承担绝大部分医疗任

---

① 赵苗苗、吴群红、滕百军、高力军、宁宁：《国外医院绩效评价的比较分析与对我国的启示》，载于《中国卫生经济》2011 年第 8 期，第 70～72 页。

② Wong, J., Motulsky, A., Eguale, T., Buckeridge, D. L., Abrahamowicz, M. and Tamblyn, R., 2016: Treatment Indications for Antidepressants Prescribed in Primary Care in Quebec, Canada, 2006－2015, Jama, Vol. 315, No. 20.

③ Day, G. E., 2011: The Australian Health Care System. Australian Health Review, Vol. 35, No. 12.

务的公立医疗体系资金不足，基础设施和卫生人力不能满足实际需要①，导致医院急诊人满为患、非紧急手术预约时间漫长和拖延救治的现象。生活在农村和偏远地区的居民接受的卫生服务较少，健康产出也较差②。

（2）从卫生服务提供的连续性而言，由于联邦政府和各州政府的责权不清，导致医院服务、初级保健服务和专科服务提供的连贯性差，造成资源的浪费和低效。③目前大约一半的澳大利亚人拥有私人健康保险，所以如果他们去医院会有更多公立和私立医院的选择。私人健康保险的大部分用户是 60～79 岁的老人，但大约有四分之一拥有私人健康保险的人还是会选择去公立医院。澳大利亚医院的公私立混合服务机制面临着私立医院服务和相关的商业医疗保险成本增加的压力④。由于私立医疗服务和商业保险费用的增长，迫使人们更多地使用公立医疗服务。

二、医疗改革的基本措施

澳大利亚医疗由联邦政府、州政府、市政府三级管理，卫生拨款、公立和私立医疗基金及公立医院受政府控制，州政府在提供医疗服务支付、公费医疗费用方面起着举足轻重的作用。澳大利亚健康和福利研究所及其在国家卫生重点领域的工作；国家卫生部部长工作组与英联邦/国家服务审查指导委员会和最近成立的全国卫生执行委员会合作；澳大利亚医疗保健协议和公共卫生成果供资协议，以及制定监测英联邦与国家和领土之间主要资助协议的绩效指标的工作等⑤。国家卫生绩效委员会的主要任务是为卫生保健系统开发和维护国家绩效衡量框架。考核的主要范畴包括：医疗服务有效性，医疗服务适应性，效率等指标见表 4 - 2。

---

① Joyce, C. M., Mcneil, J. J. and Stoelwinder, J. U., 2006: More Doctors, But Not Enough: Australian Medical Workforce Supply 2001 ~ 2012, Medical Journal of Australia, Vol. 184, No. 9.

② Sprivulis, P. C., Da, J. S., Jacobs, I. G., Frazer, A. R. and Jelinek, G. A., 2006: The Association between Hospital Overcrowding and Mortality among Patients Admitted via Western Australian Emergency Departments. Med J Aust, Vol. 184, No. 5.

③ West, D., 2010: A Brief History of "Health Reform" in Australia, 2007 ~ 2009, Australian Journal of Rural Health, Vol. 18, No. 2.

④ 彭颖、李潇骁、王海银、金春林：《澳大利亚公立医院服务价格管理经验及启示》，载于《中国卫生资源》2017 年第 3 期，第 276 ~ 280 页。

⑤ 张绘、于环：《政府初级医疗卫生服务体系政府事权与支出责任划分——以联邦政府为主体的澳大利亚管理体制》，载于《经济研究参考》2017 年第 58 期，第 47 ~ 56 页。

表 4-2　　　　　　　　　　澳大利亚公立医院绩效评价主要指标

有效性	护理、干预或行动实现预期的结果
适应性	所提供的护理、干预、行动基于客户的需求和既定标准
效率	以最具成本效益的资源利用取得预期成果
患者至上	以患者为核心：尊重患者尊严，为患者保密
可及性	人们在适当的地方和适当的时间获得医疗服务的能力
安全性	识别并避免或最小化干预潜在风险
连续性	为组织提供不间断的、协调的护理或服务
健康水平	提供基于技能和知识的健康服务
可持续性	医院提供基础设施，具有创新性并能应对新出现的需求

根据选定的指标和目标，在州和地区之间进行了试验。在 20 世纪 90 年代中期，根据医疗保险协议商定的六个地区和两个领土，如果实现某些绩效目标，各州和地区每年就可以获得资金奖励。该方案现在称为涵盖 1998～2003 年的"澳大利亚保健协定"，以实现质量战略计划，并努力制定一套监测绩效的指标。此外，澳大利亚卫生保健标准委员会与医学院和特殊社团合作，共同开发了通过认证过程进行报告的临床指标（迄今已开发了 18 套指标）。澳大利亚大多数公立医院和私立医院参加了认证过程，这些临床指标定义为"临床管理或护理结果的措施"，被公立医院和私立医院用作认证计划的一部分。

一些州和地区一直在探索制定绩效评价系统中与其当地管理要求的一系列不同指标，通常是为了响应国家绩效评价系统的需求而开发的。例如，新南威尔士州卫生部部长批准了"新南威尔士州服务质量管理框架"。在该框架下"质量"一词被定义为涵盖所有绩效领域的广泛概念，该框架确定了质量的六个维度：安全、有效性、效率、适当性、患者参与、可及性。新南威尔士建立了一个指导委员会负责确定指标集，并且纽卡斯尔大学的卫生服务研究小组已经参与协助这一进程。该计划是将责任下放到区域卫生服务委员会和管理层，他们对服务的质量负责，主要重点是有效地在供应商层面实施此策略和工具。新南威尔士负责收集有关报告和基准的绩效信息，并向新南威尔士州财政部的议会汇报。

除了这些流程外，还通过两份主要报告公开提供绩效信息：首席卫生官员报告和新南威尔士州公立医院比较数据手册。新南威尔士公共医院比较数据手册提供了新南威尔士州每所公立医院的详细信息。提供的数据包括以下详细信息：患者活动，效率（例如，同日手术率、平均住院天数、相对住院指数、加权住院病人的成本、门诊服务费用），选择性手术，急诊部门的等待时间，医疗支出，人员配置等。澳大利亚的维多利亚州也开发了年度医院比较数据报告，数据将主要侧重于效率和财务可行性。澳大利亚的维多利亚州承担委托代理工作，向不同的群体和公众报告护理质量。维多利亚州已经将一些指标纳入医疗保健和连续性护理，为高绩效医院提供奖金。

2010 年 4 月 20 日，在时任总理陆克文力推下，澳大利亚医疗改革方案取得重大进展，联邦政府和各州政府之间达成了新的《澳大利亚卫生服务协议》。本次医改始于 2007 年底，主要内容是将构建一个新的覆盖各州的地方卫生和医院管理网络。主要目标包括以下几个方面：一是改革政府对卫生系统财政投入和管理的体制和机制；二是改变卫生服务提供方式，更加重视预防、早期干预和医院外卫生服务提供；三是政府加大医疗卫生投入来建设医院、增加基础设施、培养医生改善服务可及性和服务质量。

澳大利亚本轮医改的主要目标之一是要促进卫生的公平性，改善农村、边远地区居民和土著居民的就医条件和健康水平。2008 年 4 月 30 日，澳大利亚卫生与老龄部应首相的要求开展调研并发布了《农村和区域卫生人力资源审计报告》，指出澳大利亚农村和边远地区卫生人力的供需严重失衡。为加强农村和边远地区卫生人才队伍建设，澳大利亚政府于 2009 年 6 月新增设了土著与农村卫生部部长一职。2009 年，澳大利亚卫生与老龄部发布了《澳大利亚农村卫生人力发展策略》，内容涉及全面，包括政策制定、卫生服务可及性、硬件设施、农村卫生人才队伍建设（包括招募、留用、配置、教育培训等管理环节）等。政府为该计划实施投入了 1.34 亿澳元，已于 2010 年 7 月正式实施。这一发展策略最大的亮点就是政府将统一采用"澳大利亚边远地区分级标准"（ASGC - RA）作为一系列边远地区卫生人力建设项目的依据，并根据地区分类对各项经济和非经济优惠政策进行细分，鼓励和吸引更多的卫生专业技术人才到人力缺乏的农村和边远地区工作。

以往澳大利亚卫生人力资源建设的政策制定、经费投入和教育培训是"九龙治水"，联邦和州政府、大学、职业教育机构、专科院校和组织、认证机构和卫生服务提供机构都参与其中，复杂的系统导致卫生人力发展不能根据卫生服务的需求及时调整，效率低下。为促进医改方案的落实，加强卫生部门和教育部门以及各卫生人力相关管理部门的沟通协调，提高管理效率，2009 年 6 月，澳大利亚通过立法，新设了一个卫生人力管理机构（Health Workforce Australia，HWA）。该机构是由澳大利亚政府委员会倡导成立的一个联邦政府机构，负责向澳大利亚卫生部部长联席会议报告（澳大利亚部长联席会议成员包括卫生部部长、各州/领地卫生部部长等9名成员，是制定卫生政策的决策组织）。其职能是一系列以项目为基础的工作，包括：卫生人力规划、政策研究、临床培训、卫生人力的创新与改革、海外卫生专业技术人员的招聘和留用等。该机构的一个重要作用是向卫生部门和教育部门提供政策建议，协助政府制定卫生人力教育和培训相关的政策、计划和改革方案。

与我国卫生专业人员的执业资格主要靠通过全国统一考试取得不同，澳大利亚的执业资格主要通过考核的方式进行认证，而且在不同的州/领地有着不同的卫生从业人员执业注册和资格认证政策，这种地区管理模式造成各地的认证标准参差不齐，医务人员在不同的州/领地执业需经过繁琐的认证和注册手续，妨碍了医务人员的自由流动和国家对卫生人力的统计和统筹管理工作。2008年3月，澳大利亚政府委员会决定建立一个独立的国家注册和认证系统，规范人员准入，促进卫生人力流动，保障医疗安全和质量，减少重复鉴定和注册。在政府完成相应的立法程序后，2010年7月1日，澳大利亚卫生从业者管理署（Australian Health Practitioner Regulation Agency，AHPRA）正式成立，机构的职能是负责统一管理全国十个卫生专业的执业注册和职业资格认证，具体注册和认证工作由十个国家专业协会组织实施，避免了不同州之间重复的注册和认证，使医务人员能更便捷的在各州市之间流动执业。

另外，统一了注册卫生人员的统计数据，便于制定国家卫生人力规划。这十个专业包括：脊椎按摩师、口腔专业人员（包括牙医、牙科保健员、口腔修复师、牙科治疗师）、医师、护士和助产士、眼视光师、整骨师、药剂师、物理治疗师、足病医师、心理师。从2012年7月1日起，还有四个专业也将纳入全国统一管理范畴，包括土著卫生从业者、中医、医学放射从业者和职业病治疗师。[①]此外，鉴于在澳大利亚受聘于全科诊所从事基本医疗卫生服务的护理人员数量较少，人员流失严重的情况，政府为鼓励全科医生聘用护理人员开展慢性病管理和提供公共卫生服务，2001年开始实施"全科激励项目"（Practice Incentive Program，PIP），支持在农村和边远地区的全科医生聘用护士。符合条件的全科医生每年可获得用于招聘注册护士的补助2.5万澳元，或用于招聘登记护士的补助1.5万澳元。2010年补助范围扩大到城市地区，这项措施将对加强农村卫生人力

---

① 李颖、田疆、张宏、张光鹏：《澳大利亚农村和边远地区分级及其在卫生政策中的应用》，载于《中国卫生政策研究》2010年第9期，第58~62页。

建设起到积极的促进作用。从 2010 年 7 月 1 日起，接受护理医师诊疗服务①的患者将能报销相应费用，这是自 1985 年医疗保险补偿向眼视光师开放以来的第一次重大突破。

三、医疗改革的经验借鉴

（一）扩展联邦政府在公立医疗服务管理上的权限

这是新医改最核心的内容。联邦政府将主导财政投入和负责制定全面的绩效考核指标，各州政府负责提供服务和管理医疗机构，按照管办分开的原则，成立独立的地方医院管理机构和财务监管机构，联邦政府和州政府的管理权限进一步明晰。根据新协议，在政府对全国公立医院的投资中，联邦政府所占份额将由以往的 35% 提高至 60%，差额来源于联邦政府将从各州和领地抽取的 30% 的商品和服务税收入。即今后澳大利亚公立医院的基础设施建设、人员培训、医疗服务以及医学科研经费的 60% 将由联邦政府直接拨款，同时，联邦政府还将对基本医疗卫生服务和老年保健提供全额资助。

（二）扩大医保报销范围

今后澳大利亚护理医师、全科护士和注册的土著卫生工作者将可代表全科医生，为慢性病患者提供康复治疗服务，并能获得相应的医保报销补偿。相对其他卫生专业技术人员，澳大利亚的医生更为缺乏。通过扩大医保报销的范围，无疑盘活了卫生人力资源，从一定程度上减轻了医生的压力。

（三）提高医疗卫生服务国家标准

促进人力发展为确保农村和城市地区卫生服务提供质量的一致性，澳大利亚政府推行一套严格的国家卫生服务提供标准。联邦政府负责制定国家标准，州/领地政府负责每年按照绩效评价指标体系提交绩效报告，新标准将为卫生人力资源建设提出更高的要求和目标。澳大利亚国家卫生部部长工作组与国家服务提供审查指导委员会合作，制定了一套强调公平性和有效性的指标和基准旨在提高医院部门的效率。澳大利亚国家卫生部部长工作组编制了三份题为"卫生部门绩效国家报告"的报告。这些报告的重点是报告比较数据，用于对不同辖区医院服务的绩效进行评价。澳大利亚在公立医院的绩效评价过程中重视外部公众监督。此评价系统几乎覆盖了整个澳大利亚的卫生系统，并且也设置了一系列绩效指标。

---

① 根据澳大利亚护士和助产士协会的定义，护理医师是注册护士通过接受相应的学历教育和资格认证，在临床工作中自主性最大的高级护理人员。护理医师可在一定的权限范围内开展疾病诊断、开具处方和转诊患者等临床工作。

公立医院的可信度建立在健全而透明的绩效评价基础之上，所有公立医院都必须接受社会公众的监督和评价。患者及其家属监督公立医院绩效评价结果，并对公立医院评价提出对其有利的建议，促进公立医院质量和效率的提高。此外，澳大利亚政府资助设立独立于政府之外的新型中介组织，作为联系医院与患者的桥梁和纽带，与其他中介组织一起负责公立医院绩效评价等工作。

第五章　国际经验及其启示

基于供给侧的视角归纳医疗体制的三个职责：第一，融资通过税收，社会保险缴款或私人保健服务手段；第二，分别由政府，社会，或市场提供可以进行的医疗服务；第三，这些行为者对融资和提供的各个方面进行监管。综合起来，医疗服务筹资、医疗服务提供和医疗服务监管是不同的关键维度，可能会展现出许多角色和参与程度。然而在真正的医疗体系中，"政府""社会""市场"倾向于在所有三个维度上共存，特别是在分析时随着时间的推移而改变[1]。

医疗体制按照筹资方式、服务提供方式、监管方式可以分为三种（见表5-1）。第一种是政府导向医疗模式（National Health Services），即通常所说的公费医疗，是由政府通过一般性税收举办公立医院来满足全体国民的医疗服务需求。第二种是社会导向医疗模式（Social Health Insurance），即政府或社会基金主办覆盖全体国民的非营利性医疗保险，并通过对雇主和雇员开征专门税收或收取保费来对公立和非营利医院进行支付。第三种则是市场导向的医疗模式（Private Health Insurance），即由雇主为雇员购买商业性医疗保险，作为公司提供的福利的一部分，由非营利性私立医院为主、营利性私立医院为辅提供医疗服务。

表5-1　　　　　　　　　　　医疗模式的类型分类

医疗模式	医疗服务筹资	医疗服务提供	医疗服务监管
1. 政府导向的医疗模式	一般性税收	公立医院	政府
（1）政府导向的混合模式	一般性税收	公立或非营利性私立医院	政府
（2）政府导向的混合模式	一般性税收	非营利性私立医院为主、营利性私立医院为辅	政府

---

① 张维：《美国医改的政治经济分析——历史视角兼论对中国医改的启示》，载于《政治经济学评论》2016年第1期，第190~213页。

医疗模式	医疗服务筹资	医疗服务提供	医疗服务监管
（3）政府导向的混合模式	政府或公共非营利性医疗保险	公立医院	政府
（4）政府导向的混合模式	营利性商业医疗保险	公立医院	政府
（5）政府导向的混合模式	一般性税收	公立医院	社会
（6）政府导向的混合模式	一般性税收	公立医院	市场
2. 社会导向的医疗模式	政府或公共非营利性医疗保险	公立或非营利性私立医院	社会
（1）社会导向的混合模式	政府或公共非营利性医疗保险	公立或非营利性私立医院	政府
（2）社会导向的混合模式	一般性税收	公立或非营利性私立医院	社会
（3）社会导向的混合模式	政府或公共非营利性医疗保险	公立医院	社会
（4）社会导向的混合模式	政府或公共非营利性医疗保险	非营利性私立医院为主、营利性私立医院为辅	社会
（5）社会导向的混合模式	营利性商业医疗保险	公立或非营利性私立医院	社会
（6）社会导向的混合模式	政府或公共非营利性医疗保险	公立或非营利性私立医院	市场
3. 市场导向的医疗模式	营利性商业医疗保险	非营利性私立医院为主、营利性私立医院为辅	市场
（1）市场导向的混合模式	营利性商业医疗保险	非营利性私立医院为主、营利性私立医院为辅	政府
（2）市场导向的混合模式	一般性税收	非营利性私立医院为主、营利性私立医院为辅	市场
（3）市场导向的混合模式	营利性商业医疗保险	公立医院	市场
（4）市场导向的混合模式	营利性商业医疗保险	非营利性私立医院为主、营利性私立医院为辅	社会
（5）市场导向的混合模式	政府或公共非营利性医疗保险	非营利性私立医院为主、营利性私立医院为辅	市场
（6）市场导向的混合模式	营利性商业医疗保险	公立或非营利性私立医院	市场

当医疗体制从三种模式（政府导向的医疗模式、社会导向的医疗模式、市场导向的医疗模式）之间移动时，可以说极端情况发生，例如，当基于政府导向的医疗模式发展成为市场导向的医疗模式。看到这样的变化导致了完全的发展新系

统，这种转换在这里被称为系统变化，也就是说预计只会出现在特殊情况下大幅转弯，政策目标满足公众的高度认可。

更常见的是第二种形式的转型，沿着一个模式的三个维度，即医疗服务供给、医疗服务筹资、医疗服务监管，但并没有达到一个更大的系统性变化，被称作模式内部制度的变迁，重点关注使用"技术或政策手段"达到某些目标。这类形式的转型不是集中在政策本身，而是集中在谁负责使用这些工具的问题。例如，当医疗服务提供者由政府转变为社会，而融资和监管内部的层级变化并没有体现出相同程度的转变。特别是在短期内凭借其温和的性质，内部的层次变化是最可能出现的。尽管转变程度不大，但实际上内部层级上的变化成为制度变迁的前身，特别是"政府""社会"或"市场"特征在一定维度内接近失去主导地位。第三种形式的转型包括设置和级别的"简单变化"，在一个维度内识别并随后追溯最新的转变。因此，我国医疗卫生服务模式中采用怎样的医疗服务供给、医疗服务筹资、医疗服务监管，以及这些维度之间如何配合是当前需要考虑的问题。

第一节 医疗服务供给模式

通过对比分析美国、英国、德国、日本、俄罗斯、加拿大、澳大利亚与中国人均医疗卫生成本支出[1]（见图 5 - 1）和公共医疗支出占 GDP 的比重[2]（见图 5 - 2），从供给侧的视角来对比在医疗改革过程中不同国家在人均医疗卫生支出和公共医疗支出占 GDP 的比重有何区别。

（1）以政府导向的医疗模式主要由公立医院提供医疗服务，筹资方式主要来源于一般性税收，同时受到政府对医疗服务的监管。英国作为政府导向医疗模式的代表，人均医疗卫生成本支出和公共医疗支出占 GDP 的比重位于上述国家比较中间的位置。英国"新医改"核心问题是转变政府职能，引入市场竞争机制。

---

[1] 人均医疗卫生支出为公共和与私营卫生支出之和与总人口的比率，涵盖医疗卫生服务（预防和治疗）、计划生育、营养项目、紧急医疗救助等。

[2] 公共医疗卫生支出由政府（中央和地方）预算中的经常性支出和资本支出、外部借款和赠款（包括国际机构和非政府组织的捐赠）以及社会（或强制）医疗保险基金构成。

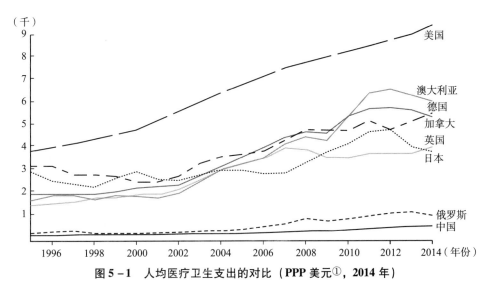

图 5 - 1　人均医疗卫生支出的对比（PPP 美元①，2014 年）

资料来源：World bank. https：//data. worldbank. org. cn/indicator. 世界银行官方网站。

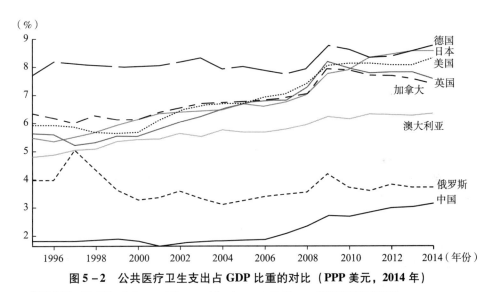

图 5 - 2　公共医疗卫生支出占 GDP 比重的对比（PPP 美元，2014 年）

资料来源：World bank. https：//data. worldbank. org. cn/indicator. 世界银行官方网站。

（2）市场导向的医疗模式以非营利性私立医院为主、营利性私立医院为辅，

---

① 单位中"PPP 美元"是"购买力平价"的意思。图 5 - 1 和图 5 - 2 中所示为按照"购买力平价"（Perchasing Power Party，PPP），折合成美元的数值。

筹资方式主要来源于营利性商业医疗保险,同时受到市场对医疗服务的监管。美国作为市场导向医疗模式的代表,在上述国家的比较中,美国的人均医疗卫生成本支出最高,公共医疗支出占 GDP 的比重位于第三。美国"新医改"强调供需双方以市场为主,政府为辅,需要解决的问题是如何在市场失灵情况下实行政府干预,试图通过管控下的竞争提供医疗服务。

(3)以社会导向的医疗模式主要由公立或非营利性私立医院提供医疗服务,筹资方式主要来源于政府或公共非营利性商业医疗保险,同时受到社会对医疗服务的监管。德国作为社会导向医疗模式的代表,在上述国家的比较中德国公共医疗支出占 GDP 的比重最高,人均医疗卫生成本支出位于第三。"新医改"前,德国私营医院数量偏少,非营利医院占 1/3,公立医院占主导地位。2014 年,德国约有 2200 家医院,公立医院超过 54%,非营利医院达 36%,私营医院不及 10%。新医改后,德国加大公立医院私有化改革力度,到 2015 年公立医院将转为私营。

第二节　医疗服务筹资模式

卫生筹资有两个目的确保医疗卫生保健的公平和可及性,形成以人群整体为基础进行筹资,同时要考虑政府的支付能力保护病人不会因为疾病而遭受灾难性的损失,在最大多数人中实现风险共担,从而避免出现"因病致贫"的现象。在医疗服务筹资模式主要分为公共筹资和民间筹资:公共筹资包括公费医疗、强制保险、自愿保险、医疗救助、个人账户。民间筹资包括商业保险和社区筹资。无论是高收入国家还是低收入国家,都不是单独采用某一种方式,而是根据本国的实际情况,有机组合几种筹资机制和渠道,形成几种筹资渠道并存的筹资机制。

(一)公费医疗

政府直接从国家的税收中为民众的医疗服务埋单。这种筹资方式主要在英国、北欧、南欧等地区实施。在英国的公费医疗模式下,医疗费用的大头(几乎90%以上)由财政支付。如果政府财力不济,那么只好在财政预算中压缩财政经费,最终导致公费医疗的保障水平大大降低,服务质量低迷不振。而且随着医疗费用的上涨,财政部门越来越感到无力增加投入,扩大私营医疗保险在医疗保障体系中的作用成为英国医疗改革的新思路。"英国模式"的筹资方式同社会主义全民公费医疗模式有很多重要区别①。从 1989 年开始，英国进行了"为患者服务改革"，将医疗采购与医疗服务相分离，旨在提高效率，引入竞争机制和提升响应能力。这一模式产生了两类采购者，区卫生局和全科医生基金持有者。全科医生基金持有者相当于一个微型流动医疗保健组织，在收到固定额度的预付款后，为特定人口提供医疗服务或将其转诊至二级医疗机构。

公费支付的选择权会受到较大限制。公费社保支付的优点，为患者免除支付困难，实现实现生命和健康的平等人权。缺点为支付标准同社保基金及国家财力存在一定的矛盾，需要增加税收和提高社保的缴费负担，可能导致财政困难，同时对于医药价格的市场敏感性低，限制个人选择权，难以满足差异性需求，出现就医排队等现象。公费支付可能出现的"看病难"具体表现为在三级医院看病时，必须等待和排队，而且如果想要选择更好的、更高质量的服务质量就需要排队（包括检查、药物等）；在一级或二级医院看病，虽然不难，转院可能会受到限制；到社区基层医疗机构看病可能担心社区基层的医疗服务质量不高。

（二）强制保险

以强制方式把人民的钱集中于国家（缴税）或集中于国家法定的社会保障机构（缴纳医疗社会保障金），再由政府或者社会保障机构支付医药费，而消费者可以"免费"就医，即享受社会医保或公费医疗。政府通过强制性保险来筹资，并且交由公立（准公立）机构来管理医疗付费，这样一种方式在德国、日本等地实施。德国医疗保障的基本结构没有改变，德国法定疾病基本的资金来源于工资税，按照工资 15.5% 的比例征收，覆盖 90% 以上人口，年收入超过 4.95 万欧元的雇员可以参加私人医疗保险，但大部分雇员还是愿意继续选择法定医疗保险。日本医疗保障改革的关注集中在控制成本方面，人口的快速老龄化对日本的筹资模式提出了挑战。2008 年日本政府推出了针对 75 岁及以上老年人的医疗保障体系，但其基本筹资机构并没有改变。

（三）商业保险

以商业保险的方式将钱缴给保险公司，再由保险公司支付患者的医疗费用。但商业性医疗保险模式的最大弊病就是不能实现全民医保，同时另一个方面是费用高。由于保险公司要赚钱，因此，民众缴纳的保费在统计上算成了"医疗费用"，在实际中一部分成为保险公司的利润。20 世纪 90 年代，美国的管理医疗快速发展。管理医疗在商业保险领域的广泛运用推动了其在公共医疗保险领域的

---

① 雅诺什·科尔奈、翁笙：《转轨中的福利、选择与一致性：东欧国家卫生部门改革》，中信出版社 2003 年版。

发展，美国联邦医疗保险计划管理医疗的参与者从 1986 年的 100 万人猛增至 1997 年的 600 多万人。管理医疗通过将采购权交给信息充分、价格敏感的保险机构和雇员，至少可以在短期内降低医疗成本。管理医疗保险计划与医疗机构之间协商确定医疗服务价格的做法也有利于降低医疗成本。

商业保险的选择权高于公费医疗支付和"社保"支付，但低于个人支付。参加商业保险可以自由选择保险产品种类。商业保险支付对医药价格的敏感性低于个人支付方式，但高于公费和社保支付方式。商业保险支付的优点包括免除个人支付困难，消费者有较大的选择权，引导更多的资金进入医疗卫生领域，适应差异性的需求。商业保险支付的缺点包括覆盖面窄，个人负担高于公费支付以及社保支付，难以实现全民覆盖的医疗保险。

（四）自愿保险

从本质和趋势上看，保障制度的基本特征是强制性，社会保障制度在一定条件下也可实行"自愿加入"原则。政府不强制所有人参加医疗保险，民众自愿参保，参保后由保险公司负责为参保者的医疗服务付费。这一做法主要在美国盛行，但在自愿性基础上兴办医疗保险，会面临所谓的"逆向选择"问题。类似在我国农村地区正在试点的新型合作医疗：最初参保的民众如果一年内身体健康没去看病，不少人就会感觉不划算而选择来年不继续参保。如果医疗机构是商业性保险公司，还会积极筛选尽量为身体状况良好的人，而导致老年人等无法受到商业性保险公司为其提供的保障。德国以强制保险为主，辅之以商业保险的医疗保险制度。在德国如果患者希望享受到商业保险的好处，而不必承担全部保费风险，还可以选择私人补充医疗保险。任何强制保险的投保人只要稍微多支付一些保费，就可以享受到商业保险能提供的就诊便利，例如，自主择医就诊、住院时住单人或双人病房等。强制保险加强了与私人保险的合作，积极向投保人推介自愿保险，在强制保险看来，这是留住自愿投保人的有效方法。

个人支付有充分的选择权，即可以到任何医疗单位看病。个人支付的优点为有就医的选择权，对药价格有较强的制约性和敏感性。个人支付难以解决的主要问题为由于个人支付能力有限，无法实现健康和生命的平等人权。个人支付可能出现的"看病难"的表现：在三级医院看病时，必须等待和排队，特别是要选择医生时需要更长的时间；在一级或二级医院看病虽然不难，但可能担心其治疗水平不高；到社区基层医疗机构看病可能担心那里的医疗服务质量不高，经济落后和偏远地区可能没有基层医疗机构。个人对需要个人承担的部分会强烈感觉太贵，而对国家财政、社保和商业保险支付的部分并无太贵的感觉，甚至倾向于

"贵些好"。

（五）医疗服务的其他方式

筹资方式包括医疗救助、建立个人账户、社区筹资等，这些成为各国医保制度的一个组成部分，但无法成为全民医保的主干。医疗救助制度仅仅覆盖低收入者，国家可以选择仅为弱势人群建立医疗保障制度。个人账户即谁消费（看病治病）谁付费，就医者用自己的资金直接支付所有的医药费。国家强制所有国民进行医疗储蓄，建立专门的医疗个人账户制度，但这一制度仅实现了医疗费用与民众健康与生病时段的分摊，缺乏在健康人群和病患之间的分摊机制，无论在风险分摊方面还是社会共济方面都不能使人满意。社区筹资是指以捐助或其他方式把钱缴给某些慈善组织，由慈善组织支付患者的医药费。我国公益性社会组织资金筹集通常并不单纯依赖某种渠道，资金来源呈多样化形态，主要有社会捐赠、政府资助、会费收入、投资收入、产业收入等。

第三节　医疗服务监管模式

为针对不同性质的医疗服务者提供公平竞争的环境，需要加强对医疗领域的监管，提高资源的配置效率。医疗服务监管的具体内容主要包括：

（1）准入监管。医师、护士要经过资格考试和认证；医疗机构的设立要符合医疗机构基本标准、医疗机构设置规划、医疗机构管理条例；医疗设备要符合质量要求；药品质量要符合相关法律的规定。

（2）质量监管。对病人的责任以及为其提供最佳的医疗服务和专业护理，其中包括医疗机构等级认证、药品质量的核查等。

（3）价格监管。主要包括对诊疗项目和药品的价格监管。对于需要政府付费购买的医疗服务或政府直接管理的公立医院，价格监管日益成为控制医疗服务成本、减少公共支出的重要手段。

（4）公共补贴监管。公共补贴一般是指国家和政府为保证医疗服务提供的可及性和公平性，向公立医疗机构提供的财政支持或者政策优惠。对公共补贴的监管涉及公共补贴的合法性以及合理性，其中主要包括对公共资源或公共资金使用的绩效审计、业绩评估以及成本——收益分析。

此外，还应该切实加强自律性行业组织的作用，例如，医师协会、医疗教育协会等对医疗机构从业人员的职业教育、职业道德和业务审查方面的监管作用，改变目前行业协会附属于政府主管部门，缺乏独立性的状况。根据政府在医疗服务领域角色定位及其在医疗服务监管结构中地位和作用的不同，可以将医疗服务监管分为三种不同模式。

（一）政府主导的集中统一监管模式

政府在这种监管模式下处于核心位置，是医疗服务监管的主体，集医疗服务提供、购买、监管于一体。政府在医疗服务领域中扮演了医疗服务提供者和购买者的角色，是医疗服务领域的主导力量。英国医疗服务的监管机构相对独立于英国政策制定机构，同时还独立于医疗服务提供机构，包括医疗服务审计和监督委员会、社会保健监督委员会等。这种独立性的特点较好地保证了监管机构的中立性与专业化。除了法定的政府监管机构，在英国还有一些非政府组织监管着 NHS 机构，例如，医疗过失监督计划、英国皇家医疗学会、国家外部质量保证计划等拥有一定的非正式权力的机构。这些机构在行业规则的制定、执行和监督方面发挥了重要的作用，某些行业组织还被授予了强制执行权。

（二）市场主导的分散监管模式

在这种监管模式下，政府在医疗服务的监管方面的作用十分有限。政府基本独立于医疗服务结构之外，它既不直接提供医疗服务，也没有通过公共支出购买服务的制度安排，政府在医疗服务领域的作用十分有限。此种监管模式主要是基于市场机制，通过强化患者的自由选择权来达到医疗服务资源的合理配置。美国医疗监管的中心一直是费用控制，20 世纪 90 年代后期，开始将注意力转移到卫生服务的公平性和服务的分配，建立公平合理的医疗服务提供体系上来。美国管理医疗在医疗保障中引入了守门人制度和医疗费使用检查制度。在监管机构方面，美国除了政府监管机构，还包括种类繁多的非政府监管机构，其中比较著名的是延续了 30 多年的美国医疗机构认证联合委员会。在美国，政府监管组织和非政府监管组织共同负责医疗服务监管，这套体制的确取得了相当的成效。但是，非政府监管组织在医疗监管中的角色定位、非政府监管组织与政府监管组织协调配合等将成为美国医疗服务监管的重要问题。

（三）社会主导的自主治理模式

在这种模式下，在医疗服务监管方面，起主导作用的仍是社会自治组织和公民团体，政府的作用主要在于制定相关的法律法规以及协调各方利益。社会力量处于主导地位，政府并不直接参与医疗服务的提供与购买，政府的作用主要体现在制度供给方面。德国医疗服务领域中带有政府性质的监管机构并不直接负责医疗服务的监管，政府只要通过加强立法和对社团行为的监控即能有效地管理卫生系统。同时，德国政府主要运用参考价制度来控制药品价格和药费的上涨。在德国，"医"与"药"完全分离。病人拿着医生开具的处方，可以去任何一家药店取药，不受任何约束。所发生的药品费用、住院费等均由保险公司根据政府参考价核对后支付。另外，德国政府设计了一系列的制度较好地实现了对供方可能出现的过度服务问题的约束。通过给患者以选择权力，并通过政府及社会各界对医疗服务机构服务质量、财务收支等多方面的严格监督，也控制了医疗服务机构可能出现的服务不足问题。

医疗体制改革所要达到的目标是多元的，是由所要达到各目标的优先顺序和经济发展水平所决定的。在有限的医药资源和医药费支出总额的约束下，医疗体制改革的关键就是医疗服务供给模式、筹资模式、监管模式的安排。因此，采用怎样的医疗服务供给模式、筹资模式、监管模式，以及这些模式之间如何配合是需要考虑的问题。由此可以推论，由于经济发展水平是不断提高的，在不同的发展阶段医药资源和药费支出规模也会不同，所要达到目标的优先顺序也会有差异。因此，从以上国家和地区看医疗体制总是处于不断的改革过程中，并没有完善的终极体制状态。

第六章　我国医改沿革及其逻辑

经济学诺贝尔奖得主诺德豪斯和萨缪尔森在《经济学》中称医疗体制改革的艰巨性和复杂性是"永不消失的魔咒"。医疗体制改革需要进行整体性、系统性的方案设计，而不能简单地"头痛医头、脚痛医脚"。特别是随着医改进入攻坚期和深水区，深层次体制机制矛盾的制约作用日益凸显，利益格局调整更加复杂，改革的整体性、系统性和协同性明显增强，任务更为艰巨。同时，我国经济发展进入新常态，工业化、城镇化、人口老龄化进程加快，以及疾病谱变化、生态环境和生活方式变化、医药技术创新等，都对深化医改提出了更高要求。面对新的形势和挑战，需要在巩固前期改革成果、认真总结经验的基础上，进一步统一思想、坚定信念、增强定力，进一步加强组织领导、制度创新和重点突破，推动医改由打好基础转向提升质量、由形成框架转向制度建设、由单项突破转向系统集成和综合推进，用中国式办法破解医改这个世界性难题，为保障人民健康、促进经济社会发展增添新动力。

第一节　我国医改沿革

我国医疗改革取得了一系列成就，但同时医疗领域与社会经济发展相比，也存在很多不适应的地方，这些改革历程为下一阶段发展和改革提供了基本经验，值得总结和借鉴。按照我国经济体制改革的阶段性特点，结合医疗改革的实际进展情况，将医疗改革划分为四个阶段，并逐一分析每一阶段的制度背景、改革进程及阶段特点。

一、计划经济时期医疗体制

中华人民共和国成立后，计划经济体制逐渐建立，同时形成了社会统筹雇主责任型，公有制主导的医疗服务体系。医疗卫生事业的主要任务是解决缺医少药问题。当时确立的医疗卫生事业的四项指导方针：一是医疗卫生为人民群众服务；二是预防为主；三是中西医结合；四是卫生工作与群众运动相结合。为此采取了一系列措施：依靠较短时间培训大量拥有一般技能的医护工作者；大力发展劳动力密集而不是资本技术密集的医疗技术；强调预防和初级保健；集中精力实施公共卫生计划，而不是单纯关注个体健康等。

这一时期医疗卫生行业政府投入管理模式，集中表现在以下几个方面：第一，实行高度集中的医疗服务管理体制，按行政区划和隶属关系建立了垂直一体化和条块分割相结合的体制。在中央层面，国家对医疗卫生事业实行统一领导，卫生行政管理体制实行综合管理，医疗服务、公费医疗、农村合作医疗、卫生防疫、食品药品、卫生监督等均由卫生部门实行统一管理。第二，政府投入，政府定价，政府财政补贴。禁止私人资本进入医疗服务领域，医疗卫生投入基本以政府为主；政府对医疗服务价格进行直接定价，提供低廉甚至免费的医疗服务。政府在1952年、1960年、1972年三次大幅降低医疗价格收费标准，低于成本部分进行财政补贴。第三，政府直接介入微观管理。政府直接兴办医院，统一管理，对医院的日常运营和投资进行财政补贴，对医疗资源进行统一全盘分配。

政府建立了国家、集体和企业（单位）保障的三大制度：（1）1951年在全国确立了《中华人民共和国劳动保险条例》，在全国确立了劳保医疗制度。（2）1952年发布《关于全国各级人民政府、党派、团体及所属事业单位的国家工作人员实行公费医疗预防的指示》，标志着开始建立公费医疗制度。（3）1959年12月，在卫生部党组上报党中央的报告中提出农村合作医疗制度。1978年3月，将合作医疗纳入了国家基本法律框架。政府建立了完善的农村和城市医疗卫生服务网络，形成了三级医疗服务及卫生防疫体系，包括市中心医院、县区医院、街道诊所等。市中心医院和县区医院包括各类公立医院，均有明确的服务内容、对象、价格和标准，政府对市中心医院和县区医院的政府投入、布局、人员工资及福利执行统一的标准。同时，政府统一规定并监管城市基层医疗机构的服务标准及价格，包括医务室、诊所及卫生院等。医疗价格体系在这一时期，由于过去长期忽视价值规律的作用和其他历史原因，存在着不少药品和医疗服务产品既不反映供求关系，也不反映价值。不改革这种不合理的价格体系，就不能正确评价医院的生产经营效果，不能促进技术进步，必然造成资源的巨大浪费。我国1954年实行的药品加成政策，是针对当时计划管理模式下政府财政拨款不足及医疗服务收费标准低于服务成本的情况、藉以弥补公立医院收入的一种制度设计。由于计划经济时代药品品种较少且价格在政府严格控制之下，该政策在弥补公立医院运营资金、更新公立医院技术设备方面发挥了重要的积极作用。

在这一阶段中国农村面临缺医少药的条件下，农村合作医疗发挥了积极作用，但也由于其以村集体经济组织为供给主体，无法在现代医疗体系下持续制度创新。而公费医疗和劳保医疗也不可避免带有时代特征，随着经济发展，显现出来一些弊端，例如，公费医疗费用由"第三方"承担，需方往往过度利用医疗资源，而服务提供方因为增加收入的诱导需求，往往会多提供医疗服务，造成医疗资源的过度消耗；劳保筹资困难，由于国有企业自身原因，医疗费用负担加重，卫生费用紧缺；城市与农村待遇差别待遇大，很多医疗机构硬件设施落后，医护人员比例失调，护理人员不足；许多地方疾病多发，卫生状况差，农民缺医少药，城镇居民"大锅饭"思想严重。卫生系统长期不重质量只重数量让我们必须重新思考新的路径进行改革。

二、市场化医改初期

1978 年后，随着农村家庭联产承包责任制的实行，拉开了中国 40 年改革的序幕，一方面为医改提供了动力，另一方面经济体制改革深刻影响中国社会的发展，不断为卫生事业提出新的要求。在市场经济时代，计划经济时期的政策被过度利用为医疗服务机构和医生谋利的"尚方宝剑"，其购进、销售医疗服务和药品行为发生扭曲。比如，在来自不同批发渠道的同种药品，倾向于选择从偏贵的批发渠道采购，从而导致公立医院药品价格水平总体偏高（顾昕，2011）；还有在购进药品时，对不同企业制造的、疗效相近的药品，倾向于选择偏贵的产品（例如，进口药或外资药等），一些进价低、疗效佳的药品被忽视并逐渐被淘汰。这种按服务和个人分担零风险的需方共付传统机制，激励医患共享过度医疗服务。医疗体制高度依赖"大锅饭"式国有体制，公费医疗和劳保医疗费用大幅上升，在 1979～1985 年，公费医疗年均增长 18%。

本阶段是恢复与改革之间的过渡时期，1980 年之前基本上进行恢复性质的建设工作。本阶段的改革主要针对十年浩劫对卫生系统的严重损害进行调整、建设；同时，也包括加强卫生机构经济管理，培养相关人员业务技术等内容。医院管理模式从"政策依赖型"向"市场主导型"转型，从直接管理的钱物分配方式转向法律手段和经济杠杆的间接管理方式。在加强对医院管理的同时，也开辟了医疗主体多元化的先河。卫生部在 1980 年《关于允许个体开业行医问题的请示报告》中为转变国有、集体医疗机构主导，形成多种所有制形式并存的医疗服务机构奠定了基础。1980 年之后建设全面展开使更多的弊端显露出来，重点开始向改革转移，其中主要是医疗机构内部的一些调整。1981年3月，卫生部下发了《关于加强卫生机构经济管理的意见》和《医院经济管理暂行办法》，开始扭转卫生机构不善于经营核算的局面。但是这些调整只是医改的孕育期，并没有涉及体制上的变革，都只是管理上的修修补补。1984年中共十二届三中全会提出要发展计划商品经济，随之农村经济体制改革启动，农村合作医疗纷纷解体，自费医疗再次成为农村医疗领域的主导，而后则开始探索适应社会主义市场经济的医疗体制。

1985年作为医改元年的标志，这一时期的改革主要关注管理体制、运行机制方面的问题，核心思想是扩大医院自主权，放权让利。伴随着各个领域经济体制改革的深入发展，卫生领域不可避免地受到国有企业改革的影响，政府直接投入逐步减少，市场化逐步进入医疗机构。中共十二届三中全会通过的《中共中央关于经济体制改革的决定》，标志着城市经济体制改革全面展开。这一时期改革从农村到城市、从加强经济管理到经济体制、科技、教育、政治体制等各个领域全面展开，这为1985年中国医改全面展开奠定了基础。

该阶段的主要问题是卫生事业发展缓慢，与我国经济建设和人民群众的医疗需要不相适应。到1983年底，我国医院病床平均每千人口只有2.07张，医生（医师和医士）平均每千人口只有1.33人。每年都有很多需要住院的病人住不进医院。造成这种状况的主要原因，一是卫生事业经费和投资严重不足，加之20世纪60年代以来，三次大幅度降低收费标准，致使医疗收费标准过低，医疗机构亏损严重；二是在政策上限制过严，管得过死，吃"大锅饭"的问题也很严重，没有把各方面办医的积极性调动起来。1985年4月，《关于卫生工作改革若干政策问题的报告》认为："中央和地方应当逐步增加卫生经费和投资；同时，必须进行改革，放宽政策，简政放权，多方集资，开阔发展卫生事业的路子，把卫生工作搞活。卫生工作改革的目的是调动各方面的积极性，改善服务态度，提高服务质量和管理水平，有利于防病治病，便民利民。"

但是总的来说虽然涉及体制问题，但是本阶段的改革更多是模仿了其他领域的改革，对卫生事业发展自身特性了解和认识不足，此时改革处在初级阶段。社会对医疗卫生服务的需求不断增长，现有医疗卫生设施的服务能力不能满足需要，供需矛盾十分突出。1989年《关于扩大医疗卫生服务有关问题的意见》提出："通过市场化来调动企业和相关人员积极性，从而拓宽卫生事业发展的道路。另一方面，还有相当一部分医疗卫生事业单位的技术、设备条件没有得到充分发挥，具有扩大医疗卫生服务的潜力。"

1990 年，卫生部和中医药管理局起草的《中国卫生发展与改革纲要》，提出了卫生工作的基本方针是：贯彻预防为主，依靠科技进步，动员全社会参与，中西医协调发展，为人民健康服务。经中央同意列入《中共中央关于制定国民经济和社会发展十年规划和"八五"计划的建议》之中，1991 年 4 月，全国人大七届四次会议通过的《国民经济和社会发展十年规划和第八个五年计划纲要》，将卫生工作基本方针修改为：贯彻预防为主，依靠科技进步，动员全社会参与，中西医并重，为人民健康服务。从而确定了我国卫生工作方针的基本框架。

1992 年春，邓小平同志南方谈话以后，中国共产党召开了第十四次代表大会，确立了建立社会主义市场经济体制的改革目标，掀起了新一轮的改革浪潮。1993 年中共十四届三中全会通过了《中共中央关于建立社会主义市场经济体制若干问题的决定》，进一步明确了建立社会主义市场经济体制，就是要使市场在国家宏观调控下对资源配置起基础性作用。为实现这个目标，必须坚持以公有制为主体、多种经济成分共同发展的方针，进一步转换国有企业经营机制，建立适应市场经济要求，产权清晰、权责明确、政企分开、管理科学的现代企业制度。在卫生医疗领域，继续探索适应社会主义市场经济环境的医疗卫生体制。这个阶段仍是在改革探索中，伴随着医疗机构市场化的是与非的争议，各项探索性改革仍在进行。总体来看缺乏整体性、系统性的改革，一些深层次的问题有待下一阶段解决。

1992 年 9 月，国务院下发《关于深化卫生医疗体制改革的几点意见》，要求医院要在"以工助医、以副补主"等方面取得新成绩。这项卫生政策刺激了医院创收来弥补收入不足，同时也影响了医疗机构公益性的发挥，酿成"看病问题"突出。1993 年 5 月，全国医政工作会议召开，时任卫生部副部长殷大奎明确表示反对市场化，要求多顾及医疗的大众属性和起码的社会公平。从此以后，针对医改领域内的政府主导和市场主导在卫生部门开展了一系列争论。

1996 年 12 月 9 日至 1996 年 12 月 12 日，中共中央、国务院召开了新中国成立以来第一次全国卫生工作会议。此次会议总结新中国成立以来特别是改革开放以来卫生工作的成绩和经验，明确新时期卫生工作的奋斗目标和工作方针，讨论《中共中央、国务院关于卫生改革与发展的决定》，全面落实《国民经济和社会发展"九五"计划和 2010 年远景目标纲要》提出的卫生工作任务。

此阶段，我国的卫生队伍已具规模，卫生服务体系基本形成，卫生科技水平迅速提高。医药生产供给能力显著改善，中医药事业得到继承发扬。卫生改革取得成效并逐步深化，法制建设不断加强。爱国卫生运动深入开展，部分严重危害人民健康的疾病已得到控制或基本消灭。人民健康水平显著提高，平均期望寿命由 1949 年前的 35 岁提高到 70 岁，婴儿死亡率由200‰下降为31.4‰。同时，此阶段卫生事业的发展与经济建设和社会进步的要求还不相适应，地区间卫生发展不平衡，农村卫生、预防保健工作薄弱，医疗保障制度不健全，卫生投入不足，资源配置不够合理，存在医药费用过快上涨的现象，卫生服务质量和服务态度同人民群众的要求还有差距，卫生工作尚未得到全社会人民群众的认可，对改善卫生服务和提高生活质量将有更多更高的要求。工业化、城市化、人口老龄化进程加快，与生态环境、生活方式相关的卫生问题日益加重，慢性非传染性疾病患病率上升。一些传染病、地方病仍危害着人民健康，有些新的传染病对人民健康构成重大威胁。这一切要求我国卫生事业有一个大的发展与提高。1997 年 1 月，中共中央、国务院出台《关于卫生改革与发展的决定》，明确提出了卫生工作的奋斗目标和指导思想。提出积极推动卫生改革，通过改革城镇职工医疗保险制度、改革卫生管理体制、积极发展社区卫生服务、改革卫生机构运行机制等。增强卫生事业的活力，充分调动卫生机构和卫生人员的积极性，不断提高卫生服务的质量和效率，更好地为人民健康服务，为社会主义现代化建设服务。要适应社会主义市场经济的发展，遵循卫生事业发展的内在规律，逐步建立起宏观调控有力、微观运行富有生机的新机制。

从这一时期的特点来看，政府对医疗卫生行业的投入管理思路发生了变化，突破了单一依靠政府的发展模式，在一定程度上调动了政府、社会、个人等多方面的积极性。从筹资角度讲，允许多方集资和其他所有制形式的医疗机构出现，城市社会医疗保险制度开始试点，并逐渐在城市职工、居民和农村居民中广泛展开。从投资的角度讲，财政补偿比例减少，医疗机构业务收入比例增长；从投入角度讲，1991～2000 年，政府对农村卫生投入绝对值有所增长，但比重由 12.5% 下降到 6.5%。地域间的资源分配不均衡状况加剧。2002～2003 年，政府拨款在公立医院总收入中的比重基本上在 10% 上下波动，药品收入的比重在 43% 上下波动，医疗服务收入的比重在 45% 上下波动。从管理的角度讲，开始实行多种形式的责任制，医疗管理机构对直属医疗事业单位由直接管理变为间接管理，医院可以从事有偿业务服务，在完成合同任务后可以自行发放奖金福利。医疗服务市场进一步放开，取消政府直接定价。承包责任制在公立医院中已成普遍现象。公立医院内部开始进行企业化管理方式，一些地方开始涉及医院产权变化试点和医药分离试点。质量监管和价格监管措施纷纷出台。

总的来看，强调卫生服务的福利性，不注重经济核算，财政负担沉重，对卫生机构的补偿越来越力不从心，是这一时期的显著特点。因此，放权让利政策缓解了当时供给不足的主要矛盾，降低了医疗成本，提高了医疗资源的使用效率。但同时也产生了一些问题，比如，农村地区由于"放权让利"的空间不大，医疗服务能力薄弱，而城市医疗资源开始集中，于是造成了医疗资源地区城乡差距逐渐扩大。再如，医院的赢利动机增强，公立医疗机构的公益性日益淡化，开大处方、滥检查、过度医疗、乱收费等现象开始出现，"供给引导需求"在我国医疗领域成为此后 20 年的普遍现象，为"看病贵、看病难"问题埋下了伏笔。

三、市场化医改中后期

随着改革的不断深入，本阶段各种趋势交叉，市场化在凸显作用的同时也暴露出了一些弊端，尤其是"非典"暴发以后，市场主导和政府主导的争论也逐渐深入，这为下一个阶段的改革埋下了伏笔。医院产权改革接踵而至，是本阶段最为明晰的脉络。中央文件的配套出台后，地方政府加快了市场化医改的步伐。随着市场化的不断演进，政府卫生投入绝对额逐年增多，但是政府投入占总的卫生费用的比重却在下降，政府的投入不足，再加上卫生政策失当，在 2000 年之前就有一些地方开始公开拍卖、出售乡镇卫生院和地方的国有医院。此阶段存在的社会问题尤其是看病问题突出。2003 年 SARS 事件又是对卫生体系的一次严峻考验，这一事件直接暴露出了公共卫生领域的问题，促使人们反思现行卫生政策，客观上影响和推动了卫生体制的改革。

为贯彻《中共中央、国务院关于卫生改革与发展的决定》和《国务院关于建立城镇职工基本医疗保险制度的决定》，进一步调动医药卫生工作者的积极性，优化卫生资源配置，国务院办公厅于 2000 年 2 月转发国务院体改办、卫生部等八部委《关于城镇医药卫生体制改革的指导意见》。改革的目标是：建立适应社会主义市场经济要求的城镇医药卫生体制，促进卫生机构和医药行业健康发展，让群众享有价格合理、质量优良的医疗服务，提高人民的健康水平。指导意见中特别提出有关部门要建立和完善医疗机构、从业人员、医疗技术应用、大型医疗设备等医疗服务要素的准入制度。

2000 年 3 月，宿迁公开拍卖卫生院，拉开了医院产权改革的序幕，共有一百多家公立医院被拍卖，实现了政府资本的退出。宿迁市卖掉公立医院的缘由，既为政府集中有限财力办公共卫生，也为行政当局"不当运动员而当裁判"。①这不但表现在原公立医院整体以远高于账面净资产的价格转让，转制后的医院普遍增加了投资和设备扩充，而且也表现在新设医院和医疗服务机构的显著增加。整合起来，2006年宿迁全市医疗卫生资产20.4亿元，是改革前2000年年初的4.12倍，其中非政府机构的资产为13.71亿元，占67%。2001年无锡市政府批转《关于市属医院实行医疗服务资产经营委托管理目标责任的意见（试行）的通知》提出了托管制的构想；2002年年初《上海市市级卫生事业单位投融资改革方案》出台，这也是产权化改革的探索；有关部门在地方进行"医药分开"的试点，按照"医药分家"的模式将药房从医院中剥离，但未获得重大进展。

中共十六届三中全会提出深化卫生体制改革，即强化政府公共卫生管理职能，建立与社会主义市场经济体制相适应的卫生医疗体系。加强公共卫生设施建设，充分利用、整合现有资源，建立健全疾病信息网络体系、疾病预防控制体系和医疗救治体系，提高公共卫生服务水平和突发性公共卫生事件应急能力。加快城镇医疗卫生体制改革。改善乡村卫生医疗条件，积极建立新型农村合作医疗制度，实行对贫困农民的医疗救助。发挥中西医结合的优势。搞好环境卫生建设，树立全民卫生意识。健全卫生监管体系，保证群众的食品、药品和医疗安全。随着市场化和产权改革的不断深入，公立医疗机构的公益性质逐渐淡化，追求经济利益导向在卫生医疗领域蔓延开来。医疗体制改革迫切需要注入新的理念和活力。

本阶段建立和完善城镇职工基本医疗保险制度，建立和发展新型农村合作制度（简称"新农合"），同时进行了城镇居民基本医疗保险（简称"城镇基本医保"）试点，并建立了社会医疗救助制度。2005年被确定为医院管理年，此活动对于促进医院端正办院方向，牢记服务宗旨，树立"以病人为中心"的理念，规范医疗行为，改善服务态度，提高医疗质量，降低医疗费用，发挥了重要作用。2005年11月卫生部发布了《医院管理评价指南》，细化了医院的评价指标。2006年，卫生部和国家中医药管理局决定要在全国继续深入开展"以病人为中心，以提高医疗服务质量为主题"的医院管理年活动。2006年9月，成立了由11个有关部委组成的医改协调小组，国家发改委主任和卫生部部长共同出任组长，新一轮的医改正式启动。本阶段主要是从反思争论中不断地总结教训和经验的同时让医改又迈上了新的台阶，尤其是2006年医改协调小组成立以后，各方

---

① 周其仁：《病有所医当问谁》，北京大学出版社2008年版。

积极分析准备，医改的具体方案也在一次次协调和调研中得到了细化。2009 年颁布《中共中央国务院关于深化医药卫生体制改革的意见》，提出建设覆盖城乡居民的公共卫生服务体系、医疗服务体系、医疗保障体系、药品供应保障体系，形成四位一体的基本医疗卫生制度。四大体系相辅相成，配套建设，协调发展。为了更好地满足人民群众日益增长的医疗服务需求，解决我国医疗卫生事业发展中所面临的老百姓"看病难、看病贵"问题，2009 年，中共中央、国务院发布了《关于深化医药卫生体制改革的意见》（简称"新医改"），启动了新一轮医药卫生体制改革，试图通过加大政府卫生投入、推进基本医疗保障广覆盖、逐步实现公共服务均等化等举措来改善我国医疗资源分配不公的现状，体现了对医疗服务公平的价值追求。从筹资角度讲，社会保险逐步走向全面覆盖，国家、社会、个人在筹资方面的责任逐步走向明晰。从投入角度讲，政府投入的责任逐步走向理性，公共卫生和基本医疗服务成为重点关注。从管理的角度讲，对政府投入的管理也进行了尝试和探索，逐渐出现效率和公平兼顾的政策执行理念。政府开始注重对医疗服务市场价格秩序的管理和对医疗机构的执法检查，对药品价格和医疗服务项目收费进行管控。

四、十八大以来的医改

"十二五"以来特别是党的十八大以来，在党中央、国务院的坚强领导下，各地区、各有关部门扎实推进医改各项工作，取得了重大进展和明显成效。经过努力，2015 年居民人均预期寿命比 2010 年提高了 1.51 岁，个人卫生支出占卫生总费用比重由 35.29% 下降到 29.27%，80% 以上的居民 15 分钟内能够到达最近的医疗点，人民健康水平总体上优于中高收入国家平均水平，医药费用不合理过快增长势头得到初步遏制，基本医疗卫生服务公平性、可及性显著提升。实践证明，深化医改方向正确、路径清晰、措施得力、成效显著，用较少的投入取得了较高的健康绩效，群众看病难、看病贵问题得到明显缓解，获得感不断增强，深化医改在国民经济和社会发展中的重要作用日益显现。

"十三五"时期是我国全面建成小康社会的决胜阶段，也是建立健全基本医疗卫生制度、推进健康中国建设的关键时期。2016 年《中华人民共和国国民经济和社会发展第十三个五年规划纲要》提出在"十三五"期间，要在分级诊疗、现代医院管理、全民医保、药品供应保障、综合监管等五项制度建设上取得新突破，同时统筹推进相关领域改革（见表 6-1）。

表 6 - 1　　　　　　　　2020 年深化医药卫生体制改革主要目标

序号	指标内容
1	居民人均预期寿命比 2015 年提高 1 岁，孕产妇死亡率下降到 18/10 万，婴儿死亡率下降到 7.5‰，5 岁以下儿童死亡率下降到 9.5‰
2	个人卫生支出占卫生总费用的比重下降到 28% 左右
3	分级诊疗模式逐步形成，基本建立符合国情的分级诊疗制度
4	力争所有社区卫生服务机构和乡镇卫生院以及 70% 的村卫生室具备中医药服务能力，同时具备相应的医疗康复能力
5	力争将签约服务扩大到全人群，基本实现家庭医生签约服务制度全覆盖
6	基本建立具有中国特色的权责清晰、管理科学、治理完善、运行高效、监督有力的现代医院管理制度，建立维护公益性、调动积极性、保障可持续的运行新机制和科学合理的补偿机制
7	公立医院医疗费用增长幅度稳定在合理水平
8	基本医保参保率稳定在 95% 以上
9	建立医保基金调剂平衡机制，逐步实现医保省级统筹，基本医保政策范围内报销比例稳定在 75% 左右
10	医保支付方式改革逐步覆盖所有医疗机构和医疗服务，全国范围内普遍实施适应不同疾病、不同服务特点的多元复合式医保支付方式，按项目付费占比明显下降
11	基本建立药品出厂价格信息可追溯机制
12	形成 1 家年销售额超过 5000 亿元的超大型药品流通企业，药品批发百强企业年销售额占批发市场总额的 90% 以上
13	对各级各类医疗卫生机构监督检查实现 100% 覆盖
14	完成本科临床医学专业首轮认证工作，建立起具有中国特色与国际医学教育实质等效的医学专业认证制度
15	所有新进医疗岗位的本科及以上学历临床医师均接受住院医师规范化培训，初步建立专科医师规范化培训制度
16	城乡每万名居民有 2~3 名合格的全科医生，全科医生总数达到 30 万人以上
17	医疗责任保险覆盖全国所有公立医院和 80% 以上的基层医疗卫生机构
18	基本公共卫生服务逐步均等化的机制基本完善
19	全面落实政府对符合区域卫生规划的公立医院投入政策，建立公立医院由服务收费和政府补助两个渠道补偿的新机制，细化落实政府对中医医院（民族医院）投入倾斜政策，逐步偿还和化解符合条件的公立医院长期债务

资料来源：国务院关于印发"十三五"深化医药卫生体制改革规划的通知。

新一轮医改启动以来特别是党的十八大以来，各地区各有关部门认真贯彻落实党中央、国务院决策部署，坚持把基本医疗卫生制度作为公共产品向全民提供的核心理念，坚持保基本、强基层、建机制的基本原则，坚持统筹安排、突出重点、循序推进的基本路径，攻坚克难，扎实推进改革各项工作，深化医改取得重大进展和明显成效。2016年《国务院深化医药卫生体制改革领导小组关于进一步推广深化医药卫生体制改革经验的若干意见》中指出，深化医改已进入深水区和攻坚期，利益调整更加复杂，体制机制矛盾凸显。需要建立强有力的领导体制和医疗、医保、医药"三医"联动工作机制，为深化医改提供组织保障。破除以药补医，建立健全公立医院运行新机制。

2016年中共中央、国务院印发了《"健康中国2030"规划纲要》，健康与卫生工作在国家战略中上升到前所未有的高度，已经成为国家建设的重中之重。健康中国战略的实现，离不开深化医疗卫生体制改革的有力支撑。《"健康中国2030"规划纲要》指出，要提供优质高效的医疗服务，包括完善医疗卫生服务体系、创新医疗卫生服务供给模式、提升医疗服务水平和质量。加快建立更加成熟定型的基本医疗卫生制度，维护公共医疗卫生的公益性，有效控制医药费用不合理增长，不断解决群众看病就医问题。推进政事分开、管办分开，理顺公立医疗卫生机构与政府的关系，建立现代公立医院管理制度。

十九大报告中提出，中国特色社会主义进入新时代，我国社会主要矛盾已经转化为人民日益增长的美好生活需要和不平衡的矛盾，对于医疗体制改革而言，新的体制应该更具协调力、执行力和统筹性。组建了国家医疗保障局，促进全民医保制度与体系的进一步优化，将原来分散在人社部的城镇职工和城镇居民基本医疗保险、生育保险职责、国家卫计委的新型农村合作医疗职责、国家发改委的药品和医疗服务价格管理职责、民政部的医疗救助职责和功能加以整合，形成了在制度上覆盖国民的多层次医疗保障体系。通过三医联动等方式、促进医疗服务效率和整体水平提升，有利于医疗卫生体制改革的进一步深化。新组建的国家医疗保障局增加了需求方与支付方博弈的"筹码"，变过去的被动支付为主动支付，从根本上将药品定价、药品采购和管理职能相统一，促进药价改革。同时，化解过去多部门管理衔接不畅的问题，建立起制度相对统一、分担合理、责任明确、互助共济的协调配合，最终促进高效优质的医疗服务改革。

中国的医改经验对世界其他国家，尤其是发展中国家来说，具有一定的借鉴意义。发展中国家的医改事业更需要将有限的财政资金用在"刀刃"上，实现医疗市场的"供需平衡"。高质量发展要加强改善民生，我国医疗体制改革已出台的政策表明了政府大力改革开放促进高质量发展的坚定决心。释放惠民红利，贡献中国方案。改革深一步，群众获益就多一点。新医疗业态的不断涌现增加了医疗市场上的"供方"，群众有了更多的选择。中国医改护航"健康中国"，改革带来的"健康红利"正在惠及全民。我国深化医疗体制改革的目标在于顺应医改要求和健康发展新模式，明显改善健康水平，真正实现人人享有基本医疗卫生服务；显著提高医疗卫生服务的质量、效率和民众满意度，让百姓真正共享医疗成果；促进健康产业蓬勃发展，更加凸显健康对经济发展的推动作用。

第二节 我国医改的逻辑路线

我国医疗改革的驱动力量为意识形态与社会价值，意识形态表现为政府与市场两种模式的转换，社会价值方面则表现为公平和效率的权衡。借鉴其研究成果，可以从经济社会体制与价值导向两个维度勾勒医疗改革的历程（见图6-1）。医疗系统的体制演变路径为"政府—市场—政府/市场协同"。医疗系统的价值导向存在两种形式：一是价值理性，即将主体性和公共性置于首位，强调居民健康至上，注重公平、正义等社会价值；二是工具理性，即将经济价值置于首位，强调卫生资源投入的效率。价值理性与工具理性的张力，制约着医疗改革的选择。政府主导与自由市场两种模式的争议裹挟着意识形态的影响，贯穿中国医疗系统的演变过程。

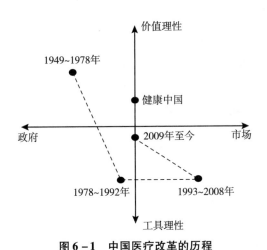

图6-1 中国医疗改革的历程

一、医疗体制改革的内在动力分析

埃莉诺·奥斯特罗姆（Elinor Ostrom，2011）提出："一个较好的理论态度不是把规则选择变更的决策视为机械的计算过程，而是把制度选择视为对不确定的收益和成本进行有根据的评估过程。"[1] 推进医疗改革本质上是对组织环境中权力和利益的再分配。

在医疗改革收益中需要确定几个环境变量：参与主体、医疗资源规模、资源单位在时空上的变动性、医疗资源现有条件、出现矛盾或冲突的主体类型、变量资料的可获得性、所使用的现行规则和所提出的规则。这些环境变量影响有关所建议之规则之净收益的信息。一套新的制度取代旧的制度，这可以界定为制度变迁。制度变迁是新制度经济学的重要理论之一，新制度主义的出发点是必须从组织和环境的关系上认识现象。组织环境包括技术环境和制度环境：技术环境要求组织有效率，制度环境要求组织具有合法性。奥尔森（Mancur Lloyd Olson，2014）认为制度变迁的根源取决于利益集团的形成和发展，不同利益集团对制度变迁有着不同的预期成本和收益分布[2]。制度变迁理论用于解释我国深化医疗体制改革将涉及多方利益主体，包括"供给者、需求者、支付者"三方关系的主体要素，主要建立在这些利益主体成本收益分析的基础上。市场的效率在于使医疗服务市场中的供给者、需求者、支付者积极采取有效的制度。其中哪些相关利益主体扮演"初级行动团体""次级行动团体"，而哪些将扮演"竞争性利益团体"呢？它们的预期成本收益分布将如何影响我国医疗体制深化改革进程与结果？探讨的结果将为我国医疗体制深化改革的内在动力机制提供一些思路。

从现有理论研究以及各国医疗体制深化改革实践来看，在我国医疗体制深化改革的过程中出现的利益主体包括：政策制定方（通常为医疗体制的制定机构）、供给者（提供医疗服务的组织或个人，包括各类医疗机构和医务工作者）、需求者（接受医疗服务的患者或潜在消费人群，其范围随医疗服务产品的不同而不同）、支付者（为医疗服务消费付费的主体，包括患者或潜在消费者，政府、社会及保险公司）等。这些利益相关主体在我国医疗体制深化改革中是如何推动或阻碍我国医疗体制深化改革的呢？

从制度变迁理论的视角来看，当某些刺激因素发生，利益相关主体的预期成本收益可能会发生改变，不同利益相关主体对医疗体制改革可能产生作用合力，

---

① 埃莉诺·奥斯特罗姆：《规则、博弈与公共池塘资源》，陕西人民出版社 2011 年版。

② 曼瑟尔·奥尔森：《集体行动的逻辑》，格致出版社 2014 年版。

医疗体制改革也将随之被触发，具体如图6-2所示。

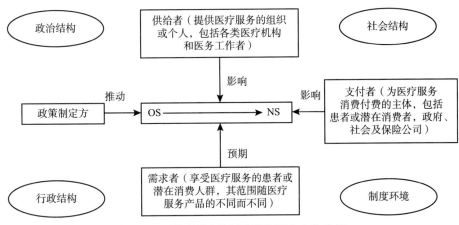

图6-2 影响医疗体制改革的基本主体分析

首先，当这些刺激因素发生时，政策制定方及其代表将会扮演"初级行动团体"的角色，他们具有强烈的推动医疗体制改革，愿意沿着预设轨道积极推动医疗体制在可控范围内进行变革，政策制定方是医改的积极实施者。由于新的医疗体制在提高医疗服务水平或效率、提高资源配置效率或其中某个方面优于旧的医疗体制，在新的医疗体制下预期收益将会大于制度变迁所带来的成本，因此进一步降低税收负担，同时享受更高质量更有效率的公共服务。

其次，还有一些利益相关主体将发现医疗体制改革所能够带来的预期收益大于成本，这些主体通常包括供给者、需求者、支付者等。这些主体将在医疗体制改革中扮演制度变迁理论中所谓的"次级行动团体"角色。

然而，医疗体制改革过程中还将会涉及其他利益相关主体，而这些主体可能与初级行动团体、次级行动团体对新的医疗体制的预期成本收益分布截然相反。因此，医疗体制变迁的过程中除受到正向作用力外，还将可能受到来自竞争利益团体的负向作用力。改革的阻碍力量可能来自部分政策制定者的权力寻租以及制度变迁潜在利益受损者的抵制和干扰。

对医疗体制改革内在动力的分析中可以看出，众多利益相关主体参与了医疗体制改革的过程。医疗体制的改革动力即每一个利益相关主体对医疗体制改革作用力的合力。而每个利益相关主体对医疗体制改革作用力取决于两个方面：一是"意愿"，这往往由在新的医疗体制下该利益主体的预期成本和预期收益分布所决定，当其预期成本越是小于预期收益的时候，医疗体制改革的意愿也就越强，反之医疗体制改革的意愿越弱；二是"能力"，这往往是由医疗体制改革的外部环境和该利益相关主体的自身特征所决定的。在不同国家或同一国家的不同历史阶段的政治结构变量、行政结构变量、社会结构变量等通常是不同的，不同利益相关主体对医疗体制改革的影响能力亦不同。不同利益相关主体对新的医疗体制的预期成本收益分布是医疗体制改革的终极动力之源。

医疗体制改革的内在动力机制具有以下要点：一是刺激因素诱发了现有制度框架内医疗体制的利益相关主体推动医疗体制改革或维护现有安排的"意愿"；二是医疗体制变迁的正向推动力来源于预期收益大于成本的"初级行动团体"和"次级行动团体"，反向阻碍力则来源于预期收益小于成本分布的竞争利益团体；三是医疗体制的利益相关主体在现有环境中影响改革的"能力"（预期成本收益分布及其博弈情况），最终决定了医疗体制改革的进程、方向与结果。通过培养新的利益对旧的利益构成压力，旧的利益就是既得利益。在没有新的利益情况下，很难改革既得利益和突破旧利益的阻碍，同时要改革旧的利益是需要成本的，这个成本谁来承担？所以需要新的利益抵消旧的成本。

总之，在新的医疗体制安排下利益相关主体对改革作用力的大小及方向受到预期潜在成本收益的影响，而医疗体制的动力受到不同利益相关主体对改革作用合力的影响。

二、医疗体制改革动力分析模型

医疗体制的发展日益呈现出系统化、精细化和特色化的趋势，正是一个典型的制度变迁的过程。不同预期成本收益分布的利益相关主体形成的正向推动力与反向阻碍力将同时作用于医疗体制改革过程中。正因为如此，为顺利推进医疗体制改革，在改革策略（方案）选择与决策中通常应是以改革动力最大化作为标准，而非简单地从技术观层面将改革策略（方案）本身的优劣作为选择与决策的依据。

本书将"改革策略（RM）"定义为变革过程中的备选方案。在医疗体制改革之前，新的医疗体制无法预先完全设定，因此由旧的医疗体制向这一不确定的新体制的发展过程中，将存在不同改革取向下的备选改革策略。每种改革取向都有其特定的功能和改革策略。换言之，新的医疗体制（NS）是改革策略（RM）的函数，即 $NS = R(OS, RM)$，其含义为通过实施不同的改革策略所构建的新的医疗体制亦不同。

根据上述利用制度变迁理论对医疗体制改革内在动力机制的剖析，可以看出不同利益相关主体（供给者、需求者、支付者）从微观动机出发，根据自身的预期成本收益分布来决定支持或反对以及在多大程度上支持或反对医疗体制改革。基于此可以推测不同利益相关主体将会更加偏好有利于自身的新的医疗体制。而由于新的医疗体制（NS）是在旧的医疗体制（OS）上通过实施上述改革取向中某种改革策略的结果，即 NS = R(OS, RM)。同一个利益主体的预期成本收益分布在不同改革策略选择下，也将会有所不同。因此，利益主体对于不同改革策略选择的偏好不同，能够实现利益主体预期成本收益最大化的新的医疗体制改革策略将会成为理性的利益主体的选择。

由于每个主体的作用力将受到意愿和能力的双重影响，在此将每个利益相关主体对医疗体制改革的影响定义为"作用力"（AF）。由于在不同改革策略下同一利益主体的预期成本收益分布会有所不同，而意愿和每个利益相关主体的预期成本收益分布相关，所以意愿将受到改革策略（RM）选择的影响；而能力则和既定的制度环境因素（IE）紧密相关。因此，每个利益相关主体对医疗体制改革的作用力，可用模型 AF = f(RE, E) 加以表示。而不同利益相关主体对改革作用力的合力形成了医疗体制改革的动力（RP），如图 6-3 所示。

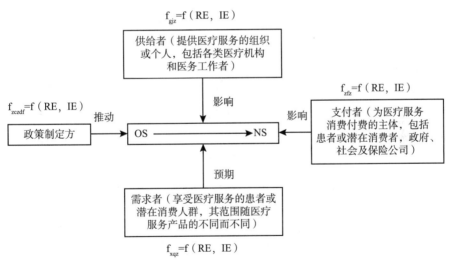

图 6-3　不同利益相关主体对改革作用力的合力

据此可以建立医疗体制改革动力与改革策略之间关系的一般分析模型：

$$RP = F[f_{zczdf}(RM, IE), f_{gjz}(RM, IE), f_{zfz}(RM, IE), f_{xqz}(RM, IE)]$$

然而在短期内（特别是在单阶段改革期间）这里的制度环境因素（IE）将

保持相对稳定，比如，一国的政治结构、行政结构、社会结构在短期内就很难发生大的改变。因此，在这里将其假设为常量 C，则每个利益相关主体在医疗体制改革的作用力则可以进一步表示为：

$$AF = f(RM, C) = U(RM)$$

从短期来看，每个利益相关主体对医疗体制改革的作用力主要受到其对改革策略偏好的影响；据此可建立针对单阶段改革的医疗体制改革动力与改革策略之间关系的分析模型，即：

$$RP = F[U_{zczdf}(RM), U_{gjz}(RM), U_{zfz}(RM), U_{xqz}(RM)] = P(RM)$$

医疗体制改革过程由于涉及利益格局调整，往往会表现出不同的状态：从纵向上看医疗体制改革，属于"帕累托改进"，即一部分人获益而没有人受损。从横向上看，一些人的权力和利益在医疗体制改革过程中也会受到丧失或削弱。在利益受损方可能存在的情况下，要建立利益补偿机制，最大限度降低利益受损方的损失，重视其利益诉求，以避免医改进程受到利益受损方的影响乃至阻碍。

这一分析模型表明，在备选改革策略与改革动力之间存在函数关系，有些改革策略能使医疗体制改革获得更大的改革动力。因此，在做出改革决策时应以改革动力的最大化来选择最佳改革策略，即：

$$BRP = \underset{RM}{\mathrm{argmax}}[P(RM)]$$

这里 RM 表示最佳改革策略。同时，能够对不同改革策略根据改革动力的大小进行优先次序安排，并以此来科学设计医疗体制改革的路径。任何体制下，都会形成既定的利益格局，存在既得利益阶层，多方主体包括供给者、需求者、支付者等。医疗改革的逻辑是一个如何采取措施追求帕累托最优，至少达到帕累托次优的过程。

第三节　未来医改的逻辑走向

十九大以来的医疗改革以管理改革为主，存量改革为主，全面提升质量效率，强调精细化管理，强调综合性、系统性和协调性，将重点放在解决"如何看病"的问题，解决分级诊疗，解决医、护、康一体化，解决医养结合等。在目前我国的医疗改革中，医疗改革的逻辑反映了改革试点的递进关系以及改革升级，至少应该包括以下几个方面的内容。

（1）在评价医改以及相关政策的优劣时，必须考虑政策在现实中的可行性。

改革开放初期，改革事务千头万绪，开放问题错综复杂，之前也没有多少现存经验，因此不敢也无法进行全方位的、整体性的改革开放。只能从一些利益涉及面不大、大家容易接受的浅层次的改革上做起，从某些地域、某个领域、某些行业、某些单位、某些事项上先进行试点、突破，再行推广。医改需要突破过去从易到难、由点到面的"局部性改革模式"，开始全方位、配套性的"整体性改革模式"。从改革开放的整体需要和总体目标出发设计改革开放的法律、制度、政策和措施，注重法律、制度、政策和措施之间的有机性、关联性、配套性，不再让某项法律、制度、政策和措施单兵突进，而是讲究相互配合、相互协调、相互补缺，避免互相矛盾、互相冲突、互相损耗。在医疗政策改革中必须学会换位思考。罗尔斯在《正义论》中提出如果一种正义原则要想在一个社会中通行，关键就是人们能否接受并相信它[1]，这就牵涉到道德心理学和正义感形成的问题。如果众人没有一种正义的心理氛围和文化环境，一种正义原则就不可能被接受，这就是罗尔斯所讲的"正义即公平的相对稳定性"。每一项政策制定起步时，必须尽量超脱政策制定者自身的身份和利益。十九大报告中的医疗体制改革整体布局观念，意味着"健康中国"从 2016 年的全国卫生与健康大会上的"优先发展战略地位"，已经成为党中央和各级政府为人民提供全方位全周期健康服务的理念。

（2）医疗改革突破了过去经验性、实验性、零散性的"感性改革模式"，开始了顶层性、设计性、普惠性的"理性改革模式"。在缺乏现存经验和模式的情况下，过去 30 多年的医疗改革基本上走的是从下到上、事中和事后"摸着石头过河"的路子，基层和地方先试验、先摸索，省市自治区和中央总结经验，吸取教训，改正错误和失误，加以完善，然后推广。这种改革模式比较容易发挥百姓、基层和地方的首创精神，有不妥的地方随时可以纠正，影响小、易掉头，比较稳妥。

可是，随着改革开放的拓展和深化，这种改革模式的不足之处也逐渐暴露出来，改革比较零散、缓慢；时间成本和实验成本比较高；容易使人只看到改革的一鳞半爪，而无法领会改革的全局和整体；感性色彩浓厚，理性思考不足，法治特点不明显；改革红利的得益者、受益面和普惠性不够，容易产生比较性心理失衡和社会对立对抗；改革的预见性、准备性不足，走一步算一步，改革缺乏总体性、长远性、可持续性。改革开放初期这么做是必要的，是没有办法的办法。

2012 年以后，以习近平同志为核心的新一届中央领导集体看到了这种改革

---

[1] 约翰·罗尔斯：《正义论》，中国社会科学出版社 1999 年版。

的不足，此后的改革十分注意总体性、长远性、可持续性。十八届三中全会通过的《决定》中涵盖300多项改革举措，十八届四中全会通过的《决定》虽然专门讲法治，但仍然涵盖了180多项改革举措。中央把改革涉及的各个方面、各个领域、各个问题都进行了长时间的理性思考、顶层设计和原则规定，部门、地方、基层和单位只要按这些顶层设计和原则规定加以具体贯彻和灵活落实就可以了，这就大大减少了改革的时间成本和实验成本；这样的改革红利几乎所有地区、所有人群均可受益，受益面广、普惠性强；这就使改革从浅层次的、盲目的、感性的、零散性的改革走向了深层次的、前瞻性的、法治性的、普惠性的理性改革。这样的改革对于克服日益严重的社会贫富分化和社会对立对抗问题，顺利推进改革开放进程有着关键性作用。

（3）十九大以来医疗改革的发展方式向高质量效率型转变，强调把握改革整体把握和精细化管理并重，尤其强调综合改革。突破了过去主要着眼于新增社会资源分配改革的"增量改革模式"，开始了对原有和新增社会资源分配同步改革的"增量与存量改革相结合的改革模式"。1949年新中国成立初期，由于实行统制经济和计划经济的经济形式、民主集中制的政治形式、高度意识形态化的文化形式，决定了没有办法从根本上打破"新特权"。所以，1978年改革开放后的重点在于对新增加的社会资源或国民财富的新分配规则，即"增量改革"，对于改革开放前已经有的大多数特权或分配格局触动的并不多，即没有进行大规模的存量社会资源或国民财富的"存量改革"。基于经济新常态、人口老龄化、疾病谱变化等的环境变化，需要将目前医疗改革的重点放在存量改革上。

（4）全面贯彻落实党的十九大提出的"实施健康中国战略"各项新要求，持续深化医疗体制改革需要解决的具体问题和推动路径。突破了过去点滴摸索、验证纠错、逐步推进的"渐进改革模式"，开始了短期验证、全面总结、快速推进的"渐进改革与快速改革相结合的改革模式"。1978年以来，我国40多年的改革基本上实行"渐进改革模式"，即一项改革措施或开放政策从试验到推广要经过很长时间的摸索、验证、纠错、完善过程，因此，改革和开放在时间、地域、领域、行业等方面都有一个逐步推进的过程，任何一项改革或开放政策先在某个单位或地方试点几年甚至10多年，然后，总结经验，加以完善，最后逐步推广。2012年以来中国的各项改革开放政策和措施虽然还有试点、推广的步骤，但间隔的时间已经缩短，所以适时地加快改革开放的步伐是顺应世界潮流、顺应民心的好举措。

（5）从医疗改革重需方改革转向供需双方协同管理。推进供给侧结构性改革，是建设现代化医疗体系、实现高质量发展的重要保障。供给侧结构性改革的成果体现为供给质量的提高，核心是让要素从过剩的领域释放出来，通过改革让其自由流动，最终形成转型升级的现代化医疗体系，从而推动结构优化、效益提升和动力转换。十九大提出的工作重点已经开始转向了医疗资源的优化配置和调控。分级诊疗里面提出了健全完善医疗卫生服务体系、提升基层医疗卫生服务能力、引导公立医院参与分级诊疗、推进形成"诊疗—康复—长期护理"连续服务模式、科学合理引导群众就医需求。过去的医疗改革注重单体，注重某一个层面的改革，现在通过分级诊疗，将大中小医疗机构连接起来，把医疗、康复、预防连接起来，引导患者合理就医，把资源用好用活。

第三部分　政策建议

第七章 优化医疗服务供给结构

第一节 创新医疗市场准入机制

解决"看病难"与"看病贵"问题要求立足于医疗服务供给侧,遵循创新市场准入机制的基本路径,以缓解医疗卫生领域的供需规模矛盾和结构矛盾。推动医疗服务有效供给增加,能够提升医疗服务的经济可及性和地理可及性,满足社会公众多层次的医疗服务需求,尤其是针对低收入群体的基本医疗需求,体现差异化、保底线的公平原则。具体来看,所谓创新市场准入机制,就是做到"放"和"管"两手抓。一方面,要求降低市场准入门槛,动员更多社会资本参与供给,充分发挥医疗服务市场的供给潜力。首先,减少对医护人员执业资格的行政管制,同时加大医生和护士等人才队伍的培养力度,推动医务人员规模扩大;其次,降低针对国内外医疗机构的准入门槛,积极引入外国资本和民营资本,尤其鼓励开办高端医疗机构和专科医院。这样才能增加医疗服务市场资本、人力、管理等生产要素的供给,推动医疗服务供给规模不断增加和供给层次持续升级。另一方面,要求创新监管体制,实施放管结合,在保证医疗服务供给增加的同时兼顾质量和效益。社会资本进入医疗行业时进行有效引导、均衡布局,合理把握准入的数量、层次和规模;并由事前审批为主向事后监管为主转变,建立医疗机构及从业人员黑名单制度和退出机制,将其信用记录纳入全国信息共享平台。

充分发挥市场竞争机制作用,既能够扩大医疗服务供给,又能够提升医疗服务供给效率,有利于缓解医疗服务供给侧和需求侧的双重矛盾。因此,政府应将引入市场竞争机制作为关键措施,培育医疗服务多元主体供给的市场环境,发挥社会资本的"鲶鱼效应"和"倒逼效应"。首先,政府应摒弃传统的职能观念,推动政府角色由直接供给者向服务购买者转变;同时应树立科学的公益观念,将有利于增强医疗服务供给的可及性作为底线标准，将创新医疗服务供给方式、推动医疗服务供给增加作为基本路径。其次，要求政府加强与企业部门和志愿组织的合作，充分利用自身资源优势吸引社会资本参与，并发挥市场和社会组织在满足特殊需求和超额需求方面的比较优势。一是综合运用多种形式的公私合作形式，例如，合同承包、特许经营、补贴、凭单、出售等，并建立起风险共担的长期合作机制。二是通过法律手段和经济手段进行调节，为企业和社会组织营造良好环境，例如，提供税收优惠和财政支持政策，降低企业运营成本；完善法律法规和评价体系，推动非营利性医疗机构规范发展等。

此外，政府在保障有效市场的基础上，应发挥"有为的政府"作用，以提供或促进更高水平的医疗服务为目的，正视技术进步、收入增长所带来的供给多元化，推动医疗服务多元供给。打造一大批有较强服务竞争力的社会办医疗机构，形成若干具有影响力的特色健康服务产业集聚区，服务供给基本满足国内需求，逐步形成多层次多样化医疗服务新格局。通过引入多元化的医疗服务供给主体，不仅能够提高现有供给效率和质量，还能够有效优化医疗卫生服务供给结构，从而更好地满足患者的超额需求和特殊需求。

第二节　理顺医疗市场价格机制

基于供给侧结构性改革的视角采取理顺医疗服务价格的措施，例如，增设医事服务费等，相较财政补贴更有利于提升医疗服务供给效率；而现阶段维持和增加财政补贴更有利于增加总供给和控制费用。在当前历史条件下，补贴医生比补贴医院更有利于提升配置效率，但不利于增加总供给和控制费用。医院和医生收入对医疗服务供给效率的影响主要源自医疗服务供给中的两个分离：一是医方剩余控制权与剩余索取权的分离；二是需求者与支付者角色的分离。前一个分离更多地表现为产权问题，是根本问题，解释了效率不高的问题；后一个分离更多地表现为制度问题，是从属问题，解释了费用较高的问题。两者分离的直接影响是增加了医疗服务市场的特殊性。

剩余控制权与剩余索取权的分离表现为两个方面：一是医方掌握剩余控制权，而政府掌握剩余索取权；二是医生掌握剩余控制权，而医院掌握剩余索取权。这就是为什么医院和医生收入成为优化医疗服务供给的决定因素之一，而补贴医生更有利于提升效率的原因所在。长期以来，医疗服务的行政定价，在限制医院和医生在医疗服务供给上选择的同时，具有对特定医疗服务供给的导向性。

此外，医生与医院之间的声誉机制和责任机制倒挂，行政手段建立的医院声誉耗散了医生本身的声誉，行政手段形成的医院责任分散了医生应当承担的责任。医生赖以谋求高收入的两大重要因素——声誉和责任，难以由自身掌控。然而，声誉和责任必须依托具体的医疗服务，而医疗服务由医生直接供给而非医院。然而，医院作为医生群体的一个非人格化的"医生"代表，承担了为医生谋求高收入、同时分散责任的角色；而作为医院管理层，则通过掌握"渠道"获得了相较其他医生更高的收入。我们认为正是医生这些以减少自身收入租值耗散为目的的不规范行为，造成了医疗服务行业、药品行业不合理的资源配置。

需求者和支付者角色的分离也表现为两个方面：一是医保和政府补贴的支付功能；二是医院本身的支付功能。而这也是为什么相较于增加财政卫生补贴，理顺医疗服务价格体系更能够提升医院和医生收入；而在当前条件下财政补贴仍是优化医疗服务供给的最有效方式的原因所在。医保和政府补贴无疑是现代社会的重要标志，然而，其所具有的"花别人的钱为其他人办事"的属性，使其社会效益远高于经济效益。我们认为，提高社保和政府补贴的经济效益，亟须实现医疗服务需求者与支付者的统一，即"花自己的钱为自己办事"。因此，享受医保和政府补贴的需求者，要么支付了相应的价格，要么付出了相应的代价，例如，排队、接受公益性宣传等。同时，政府应立足将这一支出项向收益项转变，发挥社保和政府补贴人群巨大的优势，开发其经济价值，通过"交叉补贴"的方式，提高医保和政府补贴的收益。此外，医院本身所具有的支付功能，模糊了医疗责任应对的需求者和支付者。在医疗服务整体处于"经验医疗"阶段的历史背景下，医疗责任应对的需求者和支付者应为医生，通过行政手段将医生捆绑在医院，模糊了这一责任的归属，甚至使得医疗服务的需求者成为这一责任的承担者之一。因此，引入第三方评估和保险主体，回归医疗责任的本质属性，对于发挥其在医疗资源配置中的作用具有重要的现实意义。

基于此，优化医疗服务供给亟须回归医疗服务本质，弥补两个分离。具体来说，就是要把握关键要素，坚持正确导向，平衡各方利益，扫除制度障碍。一是把握关键要素，将改善医院和医生收入作为突破口。医生收入分配制度影响整个医疗系统的绩效。新医改要从根本上瓦解"以药养医"，就需要将改善医院和医生收入作为医改的重要目标之一。政府应逐步放开对医疗服务市场的管制，尽可能增加医院和医生的选择，通过市场竞争机制、通过供需关系调节，将医疗服务价格、医生收入与当地收入分配状况相协调。参照发达及新兴国家或地区的医疗服务价格水平和医生收入水平，结合医疗服务在我国特定社会条件下的重要地位，划定具有"底线公平"意义的阶段性医疗服务水平，"底线"之上的部分，由医院和医生依据市场规律自行决定。此外，扭转不合理的声誉机制和责任机制。顺应新的历史发展潮流，尤其是"经验医疗"向"精准医疗"的转变、零边际成本社会和共享经济时代的到来，提升医生在医疗服务供给中的主体地位，调动其维护声誉、承担责任的积极性，逐步提升医生在剩余索取权上的优先性，从而改善医生"减少人力资源使用""拓展人力资源使用"或者"转让人力资源使用"等不规范现象。

二是树立正确导向，将理顺医疗服务价格体系作为长久之策。理顺医疗服务价格虽然短期内会增加医疗费用，但从长期来看，将使价格维持在合理的均衡价格上。目前试点的挂号费改革、增设医事服务费、药事服务费等，本质是理顺医疗服务价格的探索。在医药分开过程中，理顺医疗服务价格的改革将比财政补助更加有效地改善医院和医生收入。这些举措，为提升医院和医生收入创造了有效条件。

三是平衡各方利益，将财政补贴作为医药分开的主要手段，且侧重补贴医疗机构。政府投入不单单是投入，更为重要的是一种推进制度变革的杠杆。医药分开政策实施之初，取消药品加成将使医院面临比医生更严重的收入亏损，会直接影响医院的正常经营，短期内财政卫生支出的补助对象应主要指向医院而非医生，从而首先解决医疗服务供给不足、供需缺口巨大的问题。但长期来看，当我国医疗服务市场成熟以及价格体系健全以后，财政卫生补助的对象应该转移指向医生。财政补助医生能够更有效地提升医疗卫生资源配置效率，在解决医疗服务供给不足的基础上实现资源的有效配置。改革现有的医疗服务的定价机制以及定价权的分配模式在现行定价中，定价和收费项目确定的主体是中央政府和地方的物价决策部门和卫生行政部门，由于医疗服务本身的复杂性，这些价格决策部门对于医疗服务本身的价值以及其实现渠道的认识难免有限，建议逐渐建立一个以网络治理思想为指导的、社会各方协议磋商决策的机制，并充分发挥第三方付费机构、医疗机构、从业人员的专业协会、雇主联盟、患者代表、中间产品和服务的供应商等各方利益相关者的参与作用。

四是扫除制度障碍，逐步消除不合理的合约形式。目前，医方与政府之间、医院与医生之间存在诸如医生编制问题、职称评定问题、医生自由执业问题，医院与医生间的声誉机制与责任机制等，这些特定的形式，对医院和医生行为都产生了特定的导向。只有顺应历史条件、技术条件的发展，适时改变不合理的合约形式，为医疗服务供给的优化扫除制度障碍，才能更好地使全社会共享医疗卫生事业发展的成果。

第三节 优化医疗筹资支付模式

医疗改革的核心就在于重构基层医疗卫生服务的筹资和支付模式改革，以医保付费改革作为基层医疗卫生核心。医保付费改革，在整个新医改中具有战略性的重要地位。但是医保付费改革进展得并不顺利。最为突出的问题在于新的供方付费模式的运用，有欠专业性。导致在医保付费改革的新名目下按项目付费依然具有主导性这一新的格局。同时，医保机构与医疗机构之间的谈判机制尚未建立起来，公共契约模式的制度还依然任重道远。在强化区域性和全国性卫生与医疗事业发展规划的基础上，需要对医疗机构及其提供的医疗服务进行科学的分类和分级管理。同时，发展相关的疾病分级指南与标准，鼓励基于循证医学基础上的临床路径和诊疗指南的开发与运用，为科学评价与补偿医务工作者和医疗机构所提供的整合活动提供合理的参考和依据。

扩大按病种、按服务单元收费范围，逐步减少按项目收费的数量。基于机会成本对医疗服务中的整合活动定价，恢复其应有的价值。建议普遍提高首诊费用，肯定首诊医生在诊断病情、推荐医生及医疗机构等方面所发挥的整合作用；为一些非常关键和核心的整合性的医疗服务活动直接支付费用，例如，提高专家会诊、临床药学的咨询服务和药学监护、整体性护理、非仪器性的中医物理治疗等活动的费用；重视对医疗活动中整合性服务的价值评判。

尽快建立以疾病诊断相关分组（DRGs）的付费模式[①]，在此基础上优化以此为基础的医院内部规范化管理和科学管理；并结合基于临床路径的费用评价制度[②]，建立医疗服务的价值评判和价值实现的合理途径。为了控制过度医疗而导致的医疗费用过快增长，目前国际上采用疾病诊断相关分组（Diagnosis Related Groups，DRGs）付费模式。DRGs 支付模式将按服务项目付费改为按病种付费，

---

① 朱士俊、鲍玉荣：《医疗费用支付方式改革——DRGs 简介》，载于《中华医院管理杂志》2006 年第 10 期，第 664～665 页。

② 唐丽萍、宋涵：《实施临床路径管理后 10 种常见疾病的费用比较》，载于《中国医院管理》2007 年第 11 期，第 31～32 页。

根据国际疾病分类法将住院病人按病人年龄、主次要诊断、手术、并发症或伴随病等分为若干组并制定相应的支付标准。当医院面对固定的 DRGs 价格时，如果实际服务成本超过了该病人的 DRGs 价格，医院则承担相应的经济损失；如果实际服务成本低于 DRGs 价格，两者之间的差额即成为可供医院自由支配的"利润"。对医院来讲，DRGs 建立了一种动态的价格调整机制和服务监督机制，客观上要求医院增强成本意识，加强对医疗服务成本的预测、计划、计算、控制、分析和考核，努力降低成本，从医疗服务的设计、提供等各环节，寻求最合理的流程，高效使用医疗资源，减少人员、设备、技术的无效投入。自 2000 年开始，我国越来越多的医院开始实施病种付费制度。这一新型付费制度能通过规范化的临床路径很好地控制医疗费用增长，但也使医院面临着更多的收益风险问题。因此，如何有效地管理和控制面向 DRGs 的医疗服务成本，是当前医院所面临的重要课题。

取消药品出售，利润率及药品加成管制，允许医疗机构自行设置加价率，但政府维持药品最高零售限价管制。推动医保付费机制改革，以多元、付费机制代替按项目付费。再逐步按照扣除折旧后的成本确定医疗服务价格的基础上，择机解除对医疗服务项目的价格管制措施。取消药品加成管制意味着所有药品销售机构包括公立医院都可以自由采购自主加价，当然最终的零售价格不能突破最高零售限价管制设定的天花板。要求公立医院以各省药品集中招标的中标价作为最高销售价。允许公立医院在中标目录的范围内自主与医药企业展开谈判自主采购。允许公立医院在中标价之下，自主确定药品加成率药品加成收入由医院自主支配。鼓励企业为医疗机构提供药品集中询价和采购服务。通过这些制度的引入，激励医务工作者更加关注患者、更加优化诊断和治疗的医疗决策这一整合活动，使得医务工作者和医疗机构所付出的整合性服务得到较为充分的体现。

第八章　增强医疗服务供给活力

第一节　提升医疗服务供给绩效

在医疗改革的过程中需要完善绩效工资政策，健全与岗位职责、工作业绩、实际贡献紧密联系的分配激励机制。实行按需设岗、按岗聘用，建立能上能下、能进能出的灵活用人机制，拓展医务人员职业发展空间。要使医生在一定激励机制下，提供更多数量和更好质量的医疗服务，同时努力使提供更多和更好的医疗服务的医生获得更多的利益。要着力解决医疗单位在一定的激励机制下有动机提供更多数量和更好质量的医疗服务。但这样的激励机制可能会产生一个副作用，即刺激医疗机构因追求自身利益而弱化其公益性。所以，在激励增加供应的同时，又要约束过度供应或不适当推动价格上升的行为。

以绩效为基础的补偿模式被欧美一些国家广泛运用于对基本医疗服务的补偿机制中，并被实践证明有利于提高医疗服务的宏观与微观效率。这一机制的建立是与政府层面上建设责任政府，强化问责制，提高医疗服务的公平与效率以及医疗机构内部加强质量管理和规范化管理相一致的。在中国目前的国情下，以绩效为基础的医疗服务补偿模式，还需要进一步强化患者满意度及其对医疗服务的主观认知价值在绩效评价与衡量中的作用。我国目前不同层次医院的绩效评价维度与指标尚未统一，医院绩效评价体系还未形成统一地覆盖整个系统的绩效评价，各个等级的医院绩效评价指标体系建设还不完善。医院绩效评指标设计一方面应该包含与病人及其家属相关的评价指标，提高患者满意度，另一方面在绩效评价中还需重视对医院员工的态度评价，提高医务人员工作的积极性。在医院绩效评价体系中合理引入外部公众监督机制，外部公众监督机构是对医院绩效评价主体多元化的新探索。

第二节　推动医疗服务供给增加

坚持基本医疗卫生事业的公益性，把基本医疗卫生制度作为公共产品向全民提供，确保实现人人享有基本医疗卫生服务，正确处理政府和市场关系，在基本医疗卫生服务领域坚持政府主导并适当引入竞争机制，在非基本医疗卫生服务领域市场要有活力，持续深化简政放权、放管结合、优化服务改革，落实政府责任，加强规范管理和服务监管，加快推进医疗服务领域供给侧结构性改革，培育经济发展新动能，满足群众多样化、差异化、个性化健康需求。医疗技术、服务品质、品牌美誉度显著提高，专业人才、健康保险、医药技术等支撑进一步夯实，行业发展环境全面优化。

促进医疗与养老融合，支持社会办医疗机构为老年人家庭提供签约医疗服务，建立健全与养老机构合作机制，兴办医养结合机构。促进医疗与旅游融合，发展健康旅游产业，以高端医疗、中医药服务、康复疗养、休闲养生为核心，丰富健康旅游产品，培育健康旅游消费市场。促进互联网与健康融合，发展智慧健康产业，促进云计算、大数据、移动互联网、物联网等信息技术与健康服务深度融合，大力发展远程医疗服务体系。促进体育与医疗融合，支持社会力量兴办以科学健身为核心的体医结合健康管理机构。

探索发展特色健康服务产业集聚区。医疗资源和区位等基础条件较好的地方，可以探索以社会力量为主，打造特色鲜明、具有竞争力和影响力的健康服务产业集聚区，更好地满足国内外较高层次健康消费需求。坚持合理定位、科学规划，在土地规划、市政配套、机构准入、人才引进、执业环境等方面给予政策扶持和倾斜，积极探索体制机制创新，着力打造健康服务产业集群。有条件的地方可探索医疗与养老、旅游、健身休闲等业态融合发展，健康服务与医药研发制造、医学教育相协同的集聚模式。坚持以市场需求为导向，发挥企业在产业集聚中的主体作用，地方各级政府要统筹好本行政区域内的集聚区差异化发展，并提供必要的公共服务和配套支持。

吸引境外投资者通过合资合作方式来华举办高水平医疗机构，积极引进专业医学人才、先进医疗技术、成熟管理经验和优秀经营模式。外资投资办医实行准入前国民待遇加负面清单管理，进一步简化优化审批核准事项。大力发展医疗和健康服务贸易，响应"一带一路"倡议，加强健康产业国际合作与宣传推介，支持包括社会办医疗机构在内的各类经营主体开展面向国际市场和高收入人群的医疗和健康服务贸易，打造具有国际竞争力的医疗和健康服务贸易机构及健康旅游目的地。

第三节 实现医疗服务协同发展

人民生活质量的提高应当是全社会水平的共同提高，高质量发展需要努力克服民生健康的地区发展不平衡的问题，着力实施普惠性的民生工程，满足多样性的民生需求，在优质医疗方面做好全国的协调发展与统筹规划。协同治理要落在治理上，即明确管理"供给者、需求者、支付者"三方关系的主体以及"供给者、需求者、支付者"三方关系中的人员如何实现协同。明确我国卫生体系和服务能力建设协同治理机制中治理主体的目的、利益、资源，明确三方关系的对象、基础、路径手段、评价标准，并需要对三方关系进行动态调整。

着眼于全局工作和资源优化配置来进行我国医疗体制改革的总体规划，把优质资源和技术服务逐级下沉到基层，围绕着分工协作，打破在三级医院与一、二级医院中财务投入、资源投入等各个方面的壁垒，真正形成"1＋1＞2"的效果，促进优质资源医疗资源上下贯通，充分发挥我国医疗资源配置的协同优势。通过专家下沉、对口帮扶、远程医疗等各种形式和手段，提升基层医疗服务能力。我国医疗协同资源配置中的人力资源，要根据需要有序流动，特别是上级医院的专家要动起来，尽量做到"患者不动，医生动"。要完善医务人员保障，对医务人员的收入进行补助，理顺医疗服务价格。同时，对激励机制也相应进行调整，鼓励医务人员积极参与二级医院与一级医院的建设和服务工作，同步创新人事管理，完善分配机制和职称晋升的办法。在区域内三级医院和一级、二级医院之间，形成优势互补、取长补短、共同发展的局面，弥补过去单体医疗机构对患者服务不连续的局限性，体现连续性、有管理的医疗优势，通过调配医疗资源分配来引导我国公立医院健康可持续发展。

政府更合理地分配公共医疗资源，激励各类医院发挥最大的供应积极性，应以公平竞争实现资源有效配置，激励各类医疗机构更公平地竞争，主要实行竞争导向的体制和政策，尽可能少实行行政性配给导向的体制和政策。在我国这样一个地域差异大的发展中国家，受制于医疗资源的稀缺性，公平、高效地分配医疗资源，提升医疗服务公平性，不仅是政府绩效的标志，更是政府的一项道德义务，关系到全面建成小康社会的宏伟目标的实现。现阶段虽然改革补偿机制、提升医疗资源配置效率、增加医疗资源供给还面临很多困难，例如，医生合理收入水平的测算、医院数量和合理规模的确定、政府退出时机的确定等。但随着数字技术、基因技术、移动医疗等技术的发展，改革所需要的条件将越来越成熟。零边际成本将逐渐在医疗服务领域变为现实，各参与主体将通过协同共享，以接近免费的方式分享一系列基本医疗商品和服务。免费与交叉补贴等商业模式也将越来越多地出现在医疗服务领域。这些变化都将使得更高水平的医疗服务需求不断得到满足，较高水平的医疗服务需求范围逐渐扩展，最终涵盖全体社会成员，进而显著提升医疗服务的公平性。

参 考 文 献

［1］ Arrow, K. J. , 1965: Uncertainty and the Welfare Economics of Medical Care, American Economic Review, Vol. 55.

［2］ Boan, J. and Culyer, A. J. , 1989: Health Care Expenditures in Canada: Myth and Reality; Past and Future, Canadian Public Policy, Vol. 15, No. 2.

［3］ Braithwaite, J. , Healy, J. and Dwan, K. , 2005: The Governance of Health Safety and Quality, Canberra: Commonwealth of Australia.

［4］ Chang, L. C. , 2009: The Impact of Political Interests upon the Formulation of Performance Measurements: The NHS Star Rating System, Financial Accountability & Management, Vol. 25, No. 2.

［5］ Clarke, J. N. , 2004: Health, Illness, and Medicine in Canada. Oxford: Oxford University Press.

［6］ Coburn, D. , Torrance, G. M. and Kaufert, J. M. , 1983: Medical Dominance in Canada in Historical Perspective: the Rise and Fall of Medicine?, International Journal of Health Services Planning Administration Evaluation, Vol. 13, No. 3.

［7］ Committee, N. H. P. , 2001: National Health Performance Framework Report.

［8］ Comstock, C. H. , 2011: Coping with Changes in Health Care, American Journal of Obstetrics & Gynecology, Vol. 204, No. 3.

［9］ Day, G. E. , 2011: The Australian Health Care System. Australian Health Review, Vol. 35, No. 12.

［10］ Dowell, S. , Dawson, A. and Mcbride, V. , 2009: Engaging the Third Estate: the Transplant Growth and Management Collaborative. Progress in Transplantation, Vol. 19, No. 3.

［11］ Dranove, D. and Satterthwaite, M. A. , 2000: Chapter 20 the Industrial Organization of Health Care Markets. Handbook of Health Economics, No. 1.

［12］ González – Benito, J. , Lannelongue, G. and Queiruga, D. , 2011: Stakeholders and Environmental Management Systems: A Synergistic Influence on Environmental Imbalance, Journal of Cleaner Production, Vol. 19, No. 14.

［13］ Handler, A. , Issel, M. and Turnock, B. , 2017: A conceptual Framework to Measure Performance of the Public Health System, American Journal of Public Health, Vol. 91, No. 8.

［14］ Herwartz, H. and Theilen, B. , 2003: The Determinants of Health Care Expenditure: Testing Pooling Restrictions in Small Samples. Health Economics, Vol. 12, No. 2.

［15］ Hirschman, A. O. , 1997: The Passions and the Interests: Political Arguments for Capitalism before Its Triumph, Princeton: Princeton University Press.

［16］ Hurst, J. and Jee – Hughes, M. , 2001: Performance Measurement and Performance Management in OECD Health Systems, OECD Labour Market & Social Policy Occasional Papers, 47.

［17］ Ikegami, N. and Campbell, J. C. , 2004: Japan's Health Care System: Containing Costs and Attempting Reform, Health Affairs, Vol. 23, No. 3.

［18］ Joyce, C. M. , Mcneil, J. J. and Stoelwinder, J. U. , 2006: More Doctors, But Not Enough: Australian Medical Workforce Supply 2001 ~ 2012, Medical Journal of Australia, Vol. 184, No. 9.

［19］ Kunter, M. , 2012: Coordination Via Cost and Revenue Sharing in Manufacturer – Retailer Channels, European Journal of Operational Research, Vol. 216, No. 2.

［20］ Lewis, S. , 2015: A System in Name Only—Access, Variation, and Reform in Canada's Provinces, New England Journal of Medicine, Vol. 372, No. 6.

［21］ Maio, G. D. , Meccariello, E. and Naimpally, S. A. , 2004: Archetype Transition in the German Health Service? The Attempted Modernization of Hospitals in a North German State, Public Administration, Vol. 82, No. 3.

［22］ Morrisey, M. A. , Michael, A. and Morrisey. , 1992: Price Sensitivity in Health Care: Price Sensitivity in Health Care: Implications for Health Care Policy Implications for Health Care Policy, Washington D. C: The National Federation of Independent Business.

［23］ Pauly, M. V. , 1998: Managed Care, Market Power, and Monopsony. Health Services Research，Vol 33.

［24］Reich，M. R.，2000：Public-private partnerships for public health. Nature Medicine，Vol. 6，No. 6.

［25］Porter，M. E. and Teisberg，E. O.，2004：Redefining Competition in Health Care，Harvard Business Review，Vol. 82，No. 6.

［26］Propper，C.，Gossage，D.，2008：Competition and Quality：Evidence from the NHS Internal Market 1991～1999，Economic Journal，Vol. 118，No. 525.

［27］Saksena，P.，Antunes，A. F.，Xu，K.，Musango，L. and Carrin，G.，2011：Mutual Health Insurance in Rwanda：Evidence on Access to Care and Financial Risk Protection. Health Policy，Vol. 99，No. 3.

［28］Shain，M. and Roemer，M. I.，1959：Hospital Costs Relate to the Supply of Beds. Modern Hospital，Vol. 92，No. 4.

［29］Sprivulis，P. C.，Da，J. S.，Jacobs，I. G.，Frazer，A. R. and Jelinek，G. A.，2006：The Association Between Hospital Overcrowding and Mortality among Patients Admitted via Western Australian Emergency Departments. Med J Aust，Vol. 184，No. 5.

［30］Stevens，S.，2004：Reform Strategies for the English NHS. Health Affairs，Vol. 23，No. 3.

［31］Staff，Y.，2012：Remedy and Reaction：The Peculiar American Struggle over Health Care Reform，Yale：Yale University Press.

［32］West，D.，2010：A Brief History of "Health Reform" in Australia，2007～2009，Australian Journal of Rural Health，Vol. 18，No. 2.

［33］Wong，J.，Motulsky，A.，Eguale，T.，Buckeridge，D. L.，Abrahamowicz，M. and Tamblyn，R.，2016：Treatment Indications for Antidepressants Prescribed in Primary Care in Quebec，Canada，2006～2015，Jama，Vol. 315，No. 20.

［34］Worldbank . https：//data. worldbank. org. cn/indicator. 世界银行官方网站.

［35］爱德华多·波特：《一切皆有价》，中信出版社 2011 年版。

［36］埃莉诺·奥斯特罗姆：《规则、博弈与公共池塘资源》，陕西人民出版社 2011 年版。

［37］艾维瓦·罗恩、谢尼亚·舍尔·阿德龙：《医疗保障政策创新》，中国劳动出版社 2004 年版。

［38］彼得·戴蒙德、汉努·瓦蒂艾宁：《行为经济学及其应用》，中国人民

大学出版社 2011 年版。

　　[39] 蔡滨、徐敏薇：《博弈论视角下公立医院回归公益性改革研究》，载于《医学与哲学》2013 年第 2 期，第 62～64 页。

　　[40] 蔡媛青、王文娟、欧阳雁玲：《社会网络和组织协同创新——基于北京市 H 医院的案例》，载于《中国软科学》2017 年第 S1 期。

　　[41] 曹永福、陈晓阳：《公立医院回归公益性的体制难题及政策建议》，载于《山东大学学报（哲学社会科学版）》2011 年第 1 期，第 152～156 页。

　　[42] 曹琦、王虎峰：《美国新医改：根由、路径及实质》，载于《中共中央党校学报》2010 年第 3 期，第 88～92 页。

　　[43] 陈斌、刘侃、胡世辉：《协同学理论在公立医院改革中的应用探讨》，载于《医学与社会》2011 年第 12 期，第 51～54 页。

　　[44] 陈飞燕、张连云：《基层医疗卫生服务体系建设现状分析》，载于《中国医院管理》2013 年第 3 期，第 26～27 页。

　　[45] 陈丽、姚岚、舒展：《中国基本公共卫生服务均等化现状、问题及对策》，载于《中国公共卫生》2012 年第 2 期，第 206～209 页。

　　[46] 陈梅、刘忠：《基于 Apriori 算法的超标医疗费用关联规则挖掘》，载于《中国卫生经济》2013 年第 10 期，第 73～75 页。

　　[47] 陈小嫦：《基层医疗卫生服务体系卫生资源配置的若干思考》，载于《中国卫生事业管理》2012 年第 6 期，第 404～406 页。

　　[48] 代涛、白冰、陈瑶：《基本药物制度实施效果评价研究综述》，载于《中国卫生政策研究》2003 年第 4 期，第 12～18 页。

　　[49] 邓国营、窦晨彬、龚勤林：《医疗机构性质、医疗费用与服务质量》，载于《经济评论》2013 年第 1 期，第 120～129 页。

　　[50] 丁锦希、罗茜玮：《日本创新药物定价机制评价及对我国的启示》，载于《价格理论与实践》2010 年第 5 期，第 44～45 页。

　　[51] 刁莉、高玉芳：《过渡中的俄罗斯社会保障制度解析》，载于《经济社会体制比较》2003 年第 4 期，第 101～105 页。

　　[52] 范玉成、顾星、刘淮虎：《基于区域卫生信息平台的健康管理协同模式分析》，载于《中国卫生资源》2011 年第 5 期，第 299～300 页。

　　[53] 范桂高、李国鸿：《1975～1996 年加拿大医疗保健开支采用公私混合制的决定因素》，载于《国外医学·卫生经济分册》2004 年第 3 期，第 124～130 页。

　　[54] 樊鹏：《公共服务体系"非公化"须谨慎——基于德国医院体系改革

成效的经验分析》，载于《经济社会体制比较》2013 年第 3 期，第 125～137 页。

[55] 方易：《英国医疗保健领域中的公私伙伴关系：模式检视与政策启示》，载于《中国行政管理》2016 年第 6 期，第 137～144 页。

[56] 方振邦、黄玉玲、蔡嫒青、陈哲娟：《公立医院绩效评价体系创新研究》，载于《中国卫生人才》2017 年第 2 期，第 18～21 页。

[57] 冯英、聂文倩：《外国的医疗保障》，中国社会出版社 2008 年版。

[58] 付明卫、朱恒鹏、夏雨青：《英国国家卫生保健体系改革及其对中国的启示》，载于《国际经济评论》2016 年第 1 期，第 70～89 页。

[59] 盖依·彼得斯：《美国的公共政策：承诺与执行》，复旦大学出版社 2008 年版。

[60] 高芳英：《社会价值冲突：以美国医改为视角》，载于《国外社会科学》2012 年第 4 期，第 25～31 页。

[61] 高芳英：《美国医疗体制改革历程探析》，载于《世界历史》2014 年第 4 期，第 75～84 页。

[62] 高连克：《德国医疗保障制度变迁及其启示》，载于《社会科学辑刊》2005 年第 6 期，第 58～62 页。

[63] 高明非：《俄罗斯医疗保健制度改革》，载于《世界经济与政治》1997 年第 5 期，第 45～46 页。

[64] 格劳班、张国萍：《精益医院：世界最佳医院管理实践》，机械工业出版社 2014 年版。

[65] 葛延风、贡森：《中国医改：问题·根源·出路》，中国发展出版社 2007 年版。

[66] 顾昕：《走向全民医保——中国新医改的战略与战术》，中国劳动社会保障出版社 2008 年版。

[67] 顾昕：《全民健康保险与公立医院的公益性：加拿大经验对中国新医改的启示》，载于《中国行政管理》2011 年第 11 期，第 85～90 页。

[68] 顾亚明：《医改红利的制度创新和社会治理——日本经验的启示》，浙江大学出版社 2007 年版。

[69] 广井良典：《中国·日本社会保障制度的比较与借鉴》，中国劳动社会保障出版社 2009 年版。

[70] 国务院：《关于印发"十三五"深化医药卫生体制改革规划的通知（国发〔2016〕78 号）》，2016 年。

[71] 郭小沙：《德国医疗卫生体制改革及欧美医疗保障体制比较——对中国建立全面医疗保障体制的借鉴意义》，载于《德国研究》2007 年第 3 期，第 31～36 页。

[72] 郝模：《医药卫生改革相关政策问题研究》，科学出版社 2009 年版。

[73] 韩子荣：《中国城乡卫生服务公平性研究》，中国社会科学出版社 2009 年版。

[74] 侯佳乐、马进：《中国医药卫生体制改革的主要政策分析》，载于《上海交通大学学报（医学版）》2013 年第 6 期，第 707～711 页。

[75] 何莎莎、陈羲、冯占春：《基于三角模糊层次分析法的基本公共卫生服务均等化效果评价研究》，载于《中国卫生经济》2012 年第 7 期，第 43～46 页。

[76] 何子英、邱越、郁建兴：《"有管理的竞争"在破除医疗保险区域碎片化中的作用——德国经验及其对中国的借鉴》，载于《浙江社会科学》2017 年第 12 期，第 82～87 页。

[77] 贺小林、梁鸿：《巩固基层医疗卫生服务体系建设成果：基于公共政策理论的逻辑思考》，载于《中国卫生资源》2012 年第 6 期，第 505～507 页。

[78] 贺红权、刘伟、吕红：《医药卫生体制改革主流理论演进及启示》，载于《重庆大学学报（社会科学版）》2012 年第 1 期，第 29～35 页。

[79] 亨德森：《健康经济学》，人民邮电出版社 2008 年版。

[80] 胡爱平、王明叶：《管理式医疗：美国的医疗服务与医疗保险》，高等教育出版社 2010 年版。

[81] 黄万丁、李珍：《日本护理保险制度的理念得失及其对中国的启示》，载于《现代日本经济》2016 年第 3 期，第 73～83 页。

[82] 季丽新：《公平视角下加拿大医疗卫生政策剖析》，载于《山东社会科学》2012 年第 11 期，第 77～81 页。

[83] 姜虹：《协同信息筑建医联体之基》，载于《中国医院院长》2013 年第 10 期。

[84] 蒋虹丽、陈鸣声：《国家基本药物制度实施的阶段性效果和问题分析》，载于《中国卫生信息管理杂志》2012 年第 1 期，第 40～43 页。

[85] 蒋文峰、王文娟：《从供给侧结构性改革看我国"看病难"与"看病贵"的解决策略》，载于《求实》2017 年第 8 期，第 55～66 页。

[86] 蒋岩、刘国祥：《基本药物制度对县级医疗机构经济运营的影响研究》，载于《中国卫生经济》2013 年第 8 期，第 60～62 页。

[87] 克莱顿·克里斯坦森、杰罗姆·格罗斯曼、黄捷升:《创新者的处方》,中国人民大学出版社 2015 年版。

[88] 科纳贝戴安:《医疗质量评估与监测》,北京大学医学出版社 2007 年版。

[89] 肯尼:《医改传奇:从经典到精益:讲述美国弗吉尼亚梅森医院追求完美患者体验的精彩故事》,人民军医出版社 2014 年版。

[90] 李斌:《深化医药卫生体制改革》,载于《求是》2012 年第 23 期,第 15 ~ 17 页。

[91] 李玲:《新医改形势下的公立医院改革思考》,载于《医院院长论坛》2011 年第 1 期,第 6 ~ 9 页。

[92] 李玲:《健康强国:李玲话医改》,北京大学出版社 2010 年版。

[93] 李国鸿:《加拿大医疗保险改革研究》,载于《国外医学·卫生经济分册》2005 年第 2 期,第 55 ~ 60 页。

[94] 李为民、张文燕:《区域协同保障无缝医疗》,载于《中国医院院长》2011 年第 1 期,第 70 页。

[95] 李妍嫣、袁祥飞:《主要发达国家医疗卫生体制模式比较及启示——以英国、美国和德国为例》,载于《价格理论与实践》2009 年第 5 期,第 44 ~ 45 页。

[96] 李颖、田疆、张宏、张光鹏:《澳大利亚农村和边远地区分级及其在卫生政策中的应用》,载于《中国卫生政策研究》2010 年第 9 期,第 58 ~ 62 页。

[97] 廖新波:《医改,正在进行时》,广东人民出版社 2011 年版。

[98] 梁鸿、贺小林:《我国基层医疗卫生服务体系建设的目标、成效与改进路径》,载于《中国医疗保险》2012 年第 12 期,第 11 ~ 14 页。

[99] 林相森:《我国医疗服务领域的效率与公平研究》,经济科学出版社 2016 年版。

[100] 刘芳、赵斌:《德国医保点数法的运行机制及启示》,载于《德国研究》2016 年第 4 期,第 48 ~ 63 页。

[101] 刘朝杰:《全民医疗保障制度的挑战:澳大利亚卫生体制的启示》,人民卫生出版社 2009 年版。

[102] 刘军民:《中国医改相关政策研究》,经济科学出版社 2012 年版。

[103] 刘丽杭:《国际社会健康治理的理念与实践》,载于《中国卫生政策研究》2015 年第 8 期,第 69 ~ 75 页。

[104] 刘民权、顾昕、王曲:《健康的价值与健康不平等》,中国人民大学

出版社 2010 年版。

[105] 刘晓梅、楚廷勇：《日本社会医疗保险全覆盖的经验——兼评我国的医改方案》，载于《探索与争鸣》2010 年第 7 期，第 63～67 页。

[106] 罗伯特·卡普兰、戴维·诺顿：《组织协同》，商务印书馆 2010 年版。

[107] 罗纳德·哈里·科斯、王宁：《变革中国：市场经济的中国之路》，中信出版社 2013 年版。

[108] 马雪松：《结构、资源、主体：基本公共服务协同治理》，载于《中国行政管理》2016 年第 7 期。

[109] 毛洪涛、刘恒：《西方经济学成本基本范畴研究》，载于《会计研究》2000 年第 10 期，第 19～28 页。

[110] 曼瑟尔·奥尔森：《集体行动的逻辑》，格致出版社 2014 年版。

[111] 纽曼：《新帕尔格雷夫法经济学大辞典》，法律出版社 2003 年版。

[112] 彭颖、李潇骁、王海银、金春林：《澳大利亚公立医院服务价格管理经验及启示》，载于《中国卫生资源》2017 年第 3 期，第 276～280 页。

[113] 齐亚强：《收入不平等与健康》，知识产权出版社 2012 年版。

[114] 乔俊峰：《推进城乡基本公共服务均等的政策思路——俄罗斯、印度、巴西三国的政策实践及启示》，载于《学习与实践》2017 年第 9 期，第 56～60 页。

[115] 秦斌祥：《克林顿的医疗改革》，载于《美国研究》1994 年第 4 期，第 23～38 页。

[116] 邱虹、杨宇：《基本公共卫生服务均等化的问题及对策——对云南省公共卫生服务系统的调查与分析》，载于《财政研究》2012 年第 5 期，第 49～53 页。

[117] 日本厚生劳动省：《年度健康，劳工和福利报告》，2017 年版。

[118] 沈洁：《日本社会保障制度的发展》，中国劳动社会保障出版社 2004 年版。

[119] 申屠正荣、马伟杭：《当前医疗费用增长与社会经济发展水平的比较》，载于《卫生经济研究》2012 年第 12 期，第 7～10 页。

[120] 史慧玲、贾康：《多角度创新发力推进供给侧改革持续深入进行》，载于《中国政协》2017 年第 8 期，第 18～19 页。

[121] 苏海军、姚岚：《美国公共卫生绩效评价的发展及经验启示》，载于《中国卫生经济》2010 年第 11 期，第 76～77 页。

[122] 苏春红：《德国社会保障制度述评》，载于《山东社会科学》2005 年

第 8 期，第 151～153 页。

［123］隋学礼：《互助原则还是竞争机制？——艰难的德国医疗制度改革》，载于《经济社会体制比较》2012 年第 4 期，第 56～66 页。

［124］孙志刚：《加快创新驱动，持续深化医改》，载于《宏观经济管理》2013 年第 2 期，第 19～20 页。

［125］唐丽萍、宋涵：《实施临床路径管理后 10 种常见疾病的费用比较》，载于《中国医院管理》2007 年第 11 期，第 31～32 页。

［126］童伟、庄岩：《俄罗斯医疗保障制度的启示与借鉴》，载于《中央财经大学学报》2014 年第 10 期，第 18～25 页。

［127］王洪涛、杨廉平：《基于因子分析的乡镇卫生院基本药物制度实施效果评价》，载于《中国卫生经济》2013 年第 1 期：第 25～27 页。

［128］王虎峰：《中国新医改：现实与出路》，人民出版社 2012 年版。

［129］王虎峰：《国际非营利医疗机构发展概述》，载于《国外社会科学》2009 年第 2 期，第 92～99 页。

［130］王萍、李丽军：《医疗费用增长与控制政策研究》，载于《宏观经济研究》2013 年第 4 期，第 14～19 页。

［131］王蕊、刘宝：《关于精准医疗经济学评价的思考》，载于《中国药房》2016 年第 2 期，第 149～153 页。

［132］王双彪：《我国基本公共卫生服务均等化：现状、挑战及对策》，载于《职业与健康》2013 年第 3 期，第 377～380 页。

［133］王双彪：《新医改背景下我国公立医院回归公益性研究述评》，载于《南京医科大学学报（社会科学版）》2012 年第 8 期，第 251～256 页。

［134］王伟：《日本社会保障制度的转折——简析日本护理保险制度》，载于《日本学刊》2000 年第 3 期，第 112～125 页。

［135］王文娟、蔡媛青、欧阳雁玲：《三级医院与社区卫生服务中心合作效率研究：源于新结构经济学视角》，载于《广东社会科学》2017 年第 5 期，第 198～205 页。

［136］王文娟：《我国新医改背景下的医疗服务公平研究》，载于《中国人民大学学报》2016 年第 2 期，第 93～100 页。

［137］王文娟、曹向阳：《增加医疗资源供给能否解决"看病贵"问题？——基于中国省际面板数据的分析》，载于《管理世界》2016 年第 6 期，第 98～106 页。

［138］王文娟、南孟哲：《回归医疗服务本质：从"医药分开"看医疗服务供给》，载于《当代经济科学》2016 年第 4 期，第 12～18 页。

［139］王文娟、付敏：《"健康中国"战略下医疗服务供给方式研究》，载于《中国行政管理》2016 年第 6 期。

［140］王文娟：《医改新出路：重新定义医疗服务市场》，北京大学出版社2017 年版。

［141］王星、葛梦磊：《在市场化与福利化之间——俄罗斯免费医疗体制反思及其启示》，载于《学术研究》2014 年第 6 期，第 48～54 页。

［142］王旭初：《医疗费用不合理增长的因素分析与思考》，载于《医院管理论坛》2012 年第 5 期，第 26～29 页。

［143］王有强、李海明、王文娟：《卫生体系和服务能力现代化的实现路径：基于协同治理视角》，载于《中国行政管理》2017 年第 4 期，第 35～39 页。

［144］王有强、叶岚、吴国庆：《协同治理：杭州"上城经验"》，清华大学出版社 2014 年版。

［145］汪仕凯：《不平等的民主：20 世纪 70 年代以来美国政治的演变》，载于《世界经济与政治》2016 年第 5 期，第 4～31 页。

［146］维克托·福克斯：《谁将生存：健康经济学和社会选择》，上海人民出版社 2012 年版。

［147］文学国、房志武：《医改蓝皮书：中国医药卫生体制改革报告（2015～2016)》，社会科学文献出版社 2016 年版。

［148］乌日图：《医疗保障制度国际比较》，化学工业出版社 2003 年版。

［149］吴传俭：《公平与卓越：英国卡梅伦政府医改之路》，科学出版社2013 年版。

［150］吴小平：《国民皆保险：日本等亚欧美十二国社会保障制度纵横》，中国金融出版社 1998 年版。

［151］伍琳、陈永法：《澳大利亚专利药价格谈判管理经验及其对我国的启示》，载于《价格理论与实践》2017 年第 3 期，第 89～92 页。

［152］谢明均、谢钢、张毅：《构建区域协同医疗服务模式的探讨》，载于《现代医院管理》2011 年第 3 期，第 18～20 页。

［153］解亚红：《西方国家医疗卫生改革的五大趋势——以英国、美国和德国为例》，载于《中国行政管理》2006 年第 5 期，第 109～112 页。

［154］解亚红：《走向整合——中国城市社区卫生服务创新探索》，中国社

会出版社 2008 年版。

[155] 徐彤武：《奥巴马政府的医疗改革及其前景》，载于《美国研究》2010 年第 1 期，第 7 ~ 32 页。

[156] 雅诺什·科尔奈、翁笙：《转轨中的福利、选择与一致性：东欧国家卫生部门改革》，中信出版社 2003 年版。

[157] 杨红燕、吕幸、张浩：《英国 NHS 最新医改政策评析》，载于《湖北社会科学》2015 年第 10 期，第 43 ~ 47 页。

[158] 亚历山大·S. 普力克：《卫生服务提供体系创新——公立医院法人化》，中国人民大学出版社 2011 年版。

[159] 应可满、王继伟、许树根：《军民融合区域协同医疗信息化平台的建设与应用》，载于《中国医院管理》2011 年第 5 期，第 61 ~ 62 页。

[160] 俞炳匡：《医疗改革的经济学》，中信出版社 2008 年版。

[161] 虞谷民：《政府与社会公益组织协同机制探析》，载于《党政论坛》2012 年第 8 期，第 42 ~ 45 页。

[162] 余晖：《一个独立智库笔下的新医改》，中国财富出版社 2014 年版。

[163] 俞卫：《国际社会保障动态——全民医疗保障体系建设》，上海人民出版社 2013 年版。

[164] 岳公正、杨燕绥：《医疗服务治理、医疗行业监管与政府责任》，载于《中国医院管理》2006 年第 11 期，第 5 ~ 7 页。

[165] 约翰·罗尔斯：《正义论》，中国社会科学出版社 1999 年版。

[166] 约翰·沃利、约翰·怀特、约翰·赫布利：《发展中国家改善公共卫生指南》，北京大学出版社 2009 年版。

[167] 约瑟夫·斯蒂格利茨：《斯蒂格利茨经济学文集：应用. 第二卷，信息经济学》，中国金融出版社 2007 年版。

[168] 约斯特：《医疗保障支付范围决策：国际比较研究》，中国劳动社会保障出版社 2011 年版。

[169] 詹国彬、王雁红：《英国 NHS 改革对我国的启示》，载于《南京社会科学》2010 年第 9 期，第 36 ~ 42 页。

[170] 赵大海、陆露露：《政府与市场：英美两国基层医疗卫生系统改革进程对我国的启示》，载于《浙江大学学报：人文社会科学版》2017 年第 4 期，第 176 ~ 184 页。

[171] 赵德余：《政策制定中多源流因素交互作用机制及其动态不稳定性——

美国新一轮医疗卫生改革的经验》，载于《经济社会体制比较》2012 年第 4 期，第 44 ~ 55 页。

[172] 赵棣：《困境与未来——中国公立医院的改革之路》，科学出版社 2011 年版。

[173] 赵曼：《医改三十年回顾》，载于《财经政法资讯》2009 年第 2 期，第 3 ~ 5 页。

[174] 赵苗苗、吴群红、滕百军、高力军、宁宁：《国外医院绩效评价的比较分析与对我国的启示》，载于《中国卫生经济》2011 年第 8 期，第 70 ~ 72 页。

[175] 赵云：《新三医联动模式：全面深化医改的战略选择》，科学出版社 2016 年版。

[176] 赵永生：《日本国民皆保险研究》，中国劳动社会保障出版社 2013 年版。

[177] 张纯洪：《成本约束下的城市医院医疗服务效率测度分析》，载于《商业研究》2013 年第 11 期，第 35 ~ 40 页。

[178] 张桂林、李长明：《德国与日本的医疗保障制度改革》，载于《经济管理》2001 年第 17 期，第 75 ~ 76 页。

[179] 张绘、于环：《政府初级医疗卫生服务体系政府事权与支出责任划分——以联邦政府为主体的澳大利亚管理体制》，载于《经济研究参考》2017 年第 58 期，第 47 ~ 56 页。

[180] 张林：《医保悖论与中国医疗体制改革》，载于《民主与科学》2017 年第 4 期，第 49 ~ 51 页。

[181] 张录法：《新医改短期内缓解"看病贵"的效果预期及初步验证》，载于《浙江学刊》2012 年第 1 期，第 159 ~ 165 页。

[182] 张鹭鹭、马玉琴：《中国医药卫生体制改革循证决策研究：基于（1 + n）HDS 复杂模型体系》，科学出版社 2011 年版。

[183] 张茅：《深化医药卫生体制改革，促进卫生事业科学发展》，载于《求是》2012 年第 15 期，第 45 ~ 47 页。

[184] 张维：《美国医改的政治经济分析——历史视角兼论对中国医改的启示》，载于《政治经济学评论》2016 年第 1 期，第 190 ~ 213 页。

[185] 张五常：《经济解释（卷二）——收入与成本》，中信出版社 2011 年版。

[186] 张新平、王洪涛、唐玉清、杨廉平：《国家基本药物制度政策回顾研究》，载于《医学与社会》2012 年第 9 期，第 28 ~ 31 页。

[187] 张羽、张晓芬：《我国医疗费用不合理上升的原因探析——基于信息不对称视角》，载于《科技与企业》2014 年第 1 期，第 15～18 页。

[188] 张占斌：《中国供给侧结构性改革》，人民出版社 2016 年版。

[189] 张哲：《基于超效率 DEA 的社区医疗服务效率评价》，载于《山东大学学报（医学版）》2011 年第 8 期，第 148～152 页。

[190] 中华人民共和国卫生部：《国家基本药物目录·基层医疗卫生机构配备使用部分》(2009 版)，载于《中国药房》2010 年第 4 期。

[191] 中华人民共和国卫生部：《2017 中国卫生统计年鉴》，2017 年版。

[192] 中国人民大学中国宏观经济分析与预测课题组，刘元春，刘晓光等：《新常态迈向新阶段的中国宏观经济——2017—2018 年中国宏观经济分析与预测》，载于《经济理论与经济管理》2018 年第 2 期。

[193] 周杰：《浅谈医疗服务效率下降的成因与对策》，载于《现代医药卫生》2005 年第 5 期。

[194] 周其仁：《病有所医当问谁》，北京大学出版社 2008 年版。

[195] 周小梅：《提升医疗服务业绩效的制度经济学分析》，中国社会科学出版社 2009 年版。

[196] 周雁翎：《公平、效率与经济增长：转型期中国卫生保健投资问题研究》，武汉出版社 2003 年版。

[197] 周毅：《德国医疗保障体制改革经验及启示》，载于《学习与探索》2012 年第 2 期，第 110～112 页。

[198] 周博闻、崔健：《美国医疗保障制度公平性与效率性的关系演变分析》，载于《管理世界》2017 年第 8 期，第 184～185 页。

[199] 郑万会、刘宪、张培林：《公立医院改革中微观卫生经济三角形联动机制探讨》，载于《卫生经济研究》2013 年第 4 期，第 35～38 页。

[200] 朱金鹤、李放、崔登峰：《实现基本公共卫生服务均等化的国内外实践经验借鉴》，载于《中国卫生事业管理》2013 年第 2 期，第 84～86 页。

[201] 朱士俊、鲍玉荣：《医疗费用支付方式改革——DRGs 简介》，载于《中华医院管理杂志》2006 年第 10 期，第 664～665 页。

[202] 庄宁、李伟：《医院医疗服务效率测量方法应用评价》，载于《中国卫生资源》2001 年第 3 期，第 124～127 页。

[203] 庄晓惠：《俄罗斯转型期的社会政策与社会稳定》，载于《国外社会科学》2011 年第 1 期，第 129～138 页。

后　记

在 2008 年至 2018 年的十年里，笔者将公共卫生管理作为自己最主要的研究领域之一，围绕国家自然科学基金面上项目"基于交易费用理论的我国医药卫生体制协同改革模式研究"（项目编号：71473284）确定的目标和任务，对公共卫生政策、卫生资源配置、卫生公平、"健康中国"战略等多方面内容展开研究。研究过程中，笔者既"就医疗而谈医疗"，提出了区分医疗服务的价值和载体、让医疗服务回归产品本质的观点；又试图"跳出医疗谈医疗"，提出了发挥公民的产品属性、将交叉补贴由商业领域拓展应用到社会领域和政治领域的观点。两种不同视角的探索，既让笔者更清楚地理解了医疗服务市场的一般性与特殊性，又对更深层次、更广领域的研究产生了更浓厚的兴趣。

从研究公共卫生管理伊始，笔者就加入到了我国医改究竟是"市场化不足"还是"市场化过度"的探讨中，但直到见证了林毅夫与张维迎的产业政策之辩、亲历了林毅夫与田国强的"有为政府"之争，才真正对这一问题有了更深层次的认识。他们的争论，启发了笔者对医改中的政府主导作用和市场机制作用的理解，由此而产生的一些更深层次的认识又反过来激发了笔者对"更高意志"、公民属性、政府与市场边界、有为政府与有效市场关系等问题的研究兴趣。

随着研究的深入，笔者认识到，医疗行业当前所处的经验医疗阶段为医改设定了诸多约束条件。这些约束条件，集中体现在供给者、需求者与支付者三方的"不平等关系"中。这种关系，既有普遍性，又有中国特色。在探究普遍性的路径上，笔者试图从互联网行业的发展、从科技领域的最新进展中获得启发；而在探究中国特色的路径上，笔者试图从"中国人的关系原理"、从传统文化中寻找智慧。

获得启发和寻找智慧的道路是艰辛的，但"山再高，往上攀，总能登顶；路再长，走下去，定能到达"。在探究了医改所涉及的广泛的问题后，笔者自认为终于找到了医改的关键点。从中短期的经验医疗阶段看，医生群体是影响医改的关键群体，处于三方"不平等关系"的中心位置。立足这一阶段，重点需关注医生的激励问题，例如，医生薪酬、医疗责任界定等。而从长期看，移动医疗、基因技术等科技进行的发展，将推动医疗行业整体进入精准医疗阶段。立足这一阶段，重点将关注约束条件的改变对医改，尤其是对医生群体的影响。基于此，笔者又将关注点放在了个体的比较优势与群体的选择范围上。

约束条件的改变，势必引发比较优势的变化，进而影响群体的选择范围。这些变化不是仅仅体现在医疗服务领域，而是在更广泛的社会发展领域。在这些新的变化中，影响最深远的当属人的"心智构念"的变化。它将使人们冲破思想观念的障碍、突破利益固化的藩篱，就像如今的互联网思维对出行、购物、饮食、金融等多领域的影响一样，产生新的供给、满足新的需求，不断丰富"人民对美好生活的向往"。

以上这些，既是本书写作过程中的一些思考，也是笔者现在正在研究和面向下一个十年将要研究的内容。一些不成熟的观点已经呈现在本书当中，欢迎读者朋友们批评指正。

王文娟